Dr. Wolfgang Kunz

Schulterschmerzen! Was tun?

Ursachen, Diagnose und
Therapie von Schultererkrankungen

2. Auflage 2007

Lothringerstr. 85
D-50677 Köln
Tel.: 0221 - 9 40 82-0
Fax: 0221 - 9 40 82-11
E-Mail: buch-kunz@orthopress.de

Vorwort

Vorwort zur ersten Auflage

Die Anzahl chronischer Beschwerden und akuter Verletzungen des Schultergelenkes wächst in den letzten Jahren zunehmend. Eine Ursache hierfür ist sicherlich auch in dem geänderten Freizeitverhalten zu suchen. Begriffe wie Tennisschulter oder Golferschulter spiegeln diese Entwicklung wider. Aber nicht nur auf dem Gebiet des Sports wächst die Anzahl der Schulterpatienten; auch die breite Öffentlichkeit ist sensibilisiert, was Probleme im Bereich des Schultergelenkes angeht. Schmerzen oder Funktionseinschränkungen, die vor zehn Jahren noch hingenommen wurden, führen heutzutage doch eher zum Kontakt mit dem Arzt. Nicht selten wird auch ein entsprechender Schulterspezialist aufgesucht.

Dies hat nicht zuletzt die Ursache darin, dass das Wissen um das Schultergelenk in den letzten 15 Jahren doch erheblich zugenommen hat. Dies gilt für neue diagnostische Verfahren wie Sonographie und Kernspintomographie, aber insbesondere auch für die minimalinvasiven und gewebeschonenden Operationstechniken, die sowohl bei Schultererkrankungen als auch bei unfallbedingt geschädigten Schultergelenken zum Einsatz kommen. Selbst große Eingriffe wie der Einbau eines künstlichen Gelenkes werden in der Hand des erfahrenen Arztes zum Routineeingriff. Spezielle Zentren wie das von Dr. Wolfgang Kunz bieten entsprechende Schulter-Sprechstunden an.

Im vorliegenden Buch finden Patienten, basierend auf den neuen Erkenntnissen, eine Zusammenstellung und eine für Laien gut verständliche Darstellung der aktuellen Therapiekonzepte. Viele Fragen von Betroffenen werden in den einzelnen Kapiteln beantwortet.

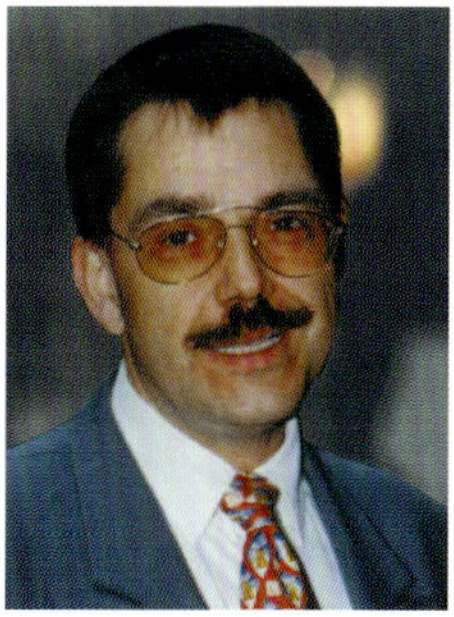

Dr. Wolfgang Kunz hat es geschafft, eine hervorragende Übersicht des aktuellen Standes zu geben. Ich wünsche dem Buch – zum Wohle des Patienten – eine weite Verbreitung.

Neuss, im November 2003

Prof. Dr. Dr. h.c. Jörg Jerosch
(Chefarzt in Neuss)

Vorwort

Dieses Buch wendet sich primär an meine Patienten und ist aus dem Wunsch heraus entstanden, die komplizierten Zusammenhänge zwischen Funktion, Erkrankung und Heilung der Schulter in einer verständlichen Form darzulegen. Aus eigener Erfahrung weiß ich, wie schwer es ist, die Ursache für ein bestimmtes Leiden in einer verständlichen Sprache zu erklären, ohne allzuviele Fremdwörter zu benutzen. Ich selbst habe sieben Jahre des Studiums darauf verwendet, komplizierte medizinische Sachverhalte und Ursachen für gestörte Körperfunktionen zu erlernen. Der Patient steht vor dem Problem, in nur wenigen Minuten diese komplexen Zusammenhänge verstehen zu müssen und soll gar in manchen Fällen seine Zustimmung zu einem operativen Eingriff geben! Mit dem vorliegenden Buch soll daher Betroffenen ein allgemein verständlicher Ratgeber an die Hand gegeben werden, ohne jedoch als ein Rezept zur Eigentherapie missverstanden zu werden.

Im Laufe der letzten Jahre haben sowohl die krankengymnastische als auch die operative Behandlung der Schulter große Fortschritte gemacht. Zu Beginn meiner operativen Tätigkeit 1990 überwogen die großen offenen Operationen an der Schulter. Minimalinvasive Eingriffe in Schlüssellochtechnik waren eine Seltenheit. Heute ist es umgekehrt. So operiere ich nahezu alle Eingriffe – mit Ausnahme des kompletten Gelenkersatzes – minimalinvasiv. Die Heilungszeiten sind wegen der geringen Traumatisierung inzwischen deutlich kürzer und der Patient hat bei den neuen Methoden erheblich weniger Schmerzen. Das Buch soll die Möglichkeit bieten, die Schulter als ein kompliziertes Gelenk unseres Körpers aus dem Blick des betroffenen Patienten zu sehen und zu verstehen.

Ich möchte mich ganz herzlich bei all denen bedanken, die mir beim Schreiben und Zusammenstellen dieses Buches geholfen haben.

Neuhausen/Stuttgart, im November 2003

Dr. Wolfgang Kunz
(Facharzt für Orthopädie, Chirurgie und Sportmedizin)

Vorwort zur zweiten Auflage

Kaum etwas hat sich in den letzten drei Jahren so verändert wie unser Gesundheitssystem. Begriffe wie Eigenverantwortung und Prävention sind in aller Munde – besonders gerne bei Politikern. Verantwortung für die eigene Gesundheit kann aber nur der übernehmen, der Bescheid weiß und – wenigstens in den Grundzügen – die Zusammenhänge kennt.

Auch wenn heute im Zeitalter von Internet nahezu unbegrenzte Informationsmöglichkeiten bestehen, ist der medizinische Laie doch oft kaum in der Lage, Seriöses und Fundiertes von Halbwahrheiten oder gar Scharlatanerie zu unterscheiden. Daher war es vor drei Jahren mein Anliegen, für mein Spezialgebiet, die Schulter, einen Patientenratgeber zu schreiben, der den aktuellen Stand der Medizin berücksichtigt und doch gut lesbar und verständlich ist.

Die erste Auflage des Schulterratgebers „Schulterschmerzen – Was tun?“ ist mit ausgesprochen guter und positiver Resonanz sowohl von Patienten als auch von Fachkollegen und Hausärzten aufgenommen worden. Die nun erforderlich gewordene zweite Auflage erlaubt es, auch die neuesten therapeutischen Entwicklungen vorzustellen. Hervorzuheben sind besonders die Versorgung von Rissen der Rotatorenmanschette, die nun auch minimalinvasiv möglich ist, und der Fortschritt bei der Entwicklung von neuen Endoprothesenmodellen.

Die vielen Rückmeldungen, die ich von meinen Patienten erhalten habe, zeigen, dass sich das Konzept des Buches bewährt hat.

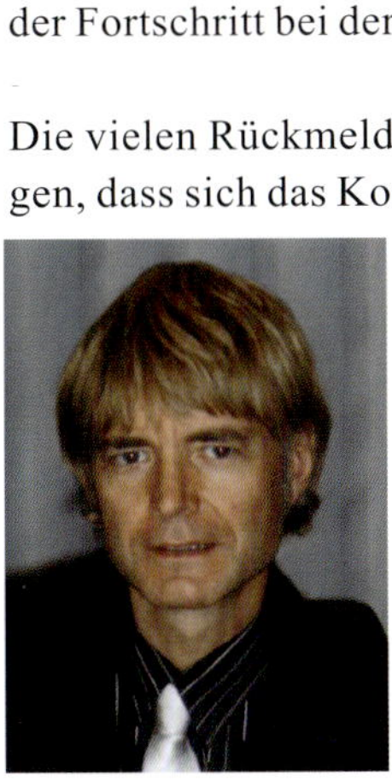

Neuhausen/Stuttgart, im Dezember 2006

Dr. Wolfgang Kunz
(Facharzt für Orthopädie,
Chirurgie und Sportmedizin)

Inhaltsverzeichnis

Kapitel 1
Wie ist die Schulter aufgebaut und wie funktioniert sie?

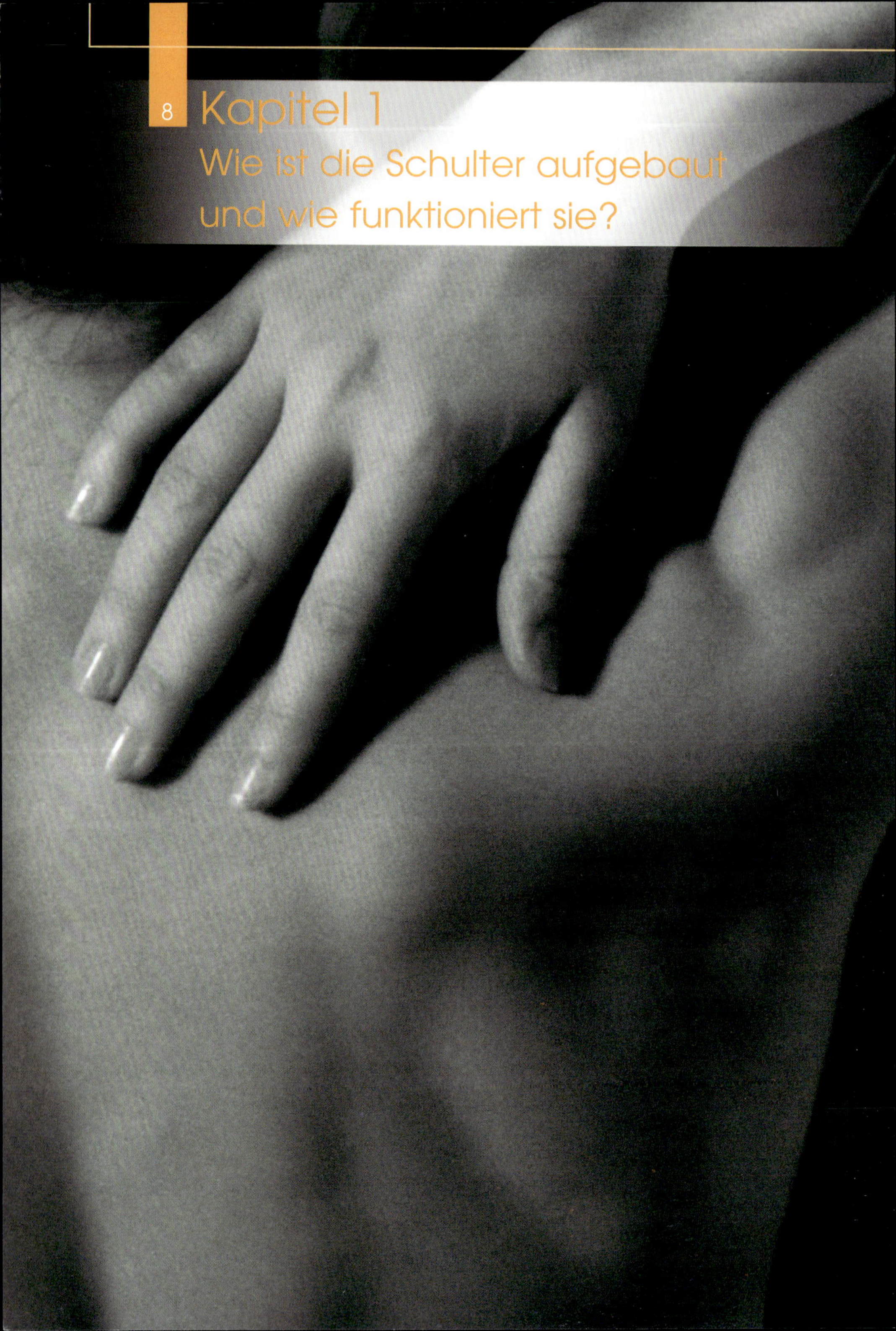

Wie ist die Schulter aufgebaut und wie funktioniert sie?

Schaut man sich den Aufbau des menschlichen Körpers an, so erscheint er auf den ersten Blick symmetrisch zu sein. In der Mitte die zentrale Achse, die Wirbelsäule, oben begrenzt vom Schultergürtel mit den Armen und unten vom Beckenring mit den Beinen. Schaut man aber etwas genauer hin, so erkennt man die wesentlichen Unterschiede zwischen Becken und Schulter. Ersteres ist fest mit der Wirbelsäule verbunden, gegenüber dem Stamm kaum beweglich und hat ausschließlich Stütz- und Fortbewegungsfunktionen. Der offene Schultergürtel dagegen liegt dem Rumpf eher locker wie etwa eine Halskrause auf. Er ist nur über die beiden Gelenke zwischen den

Vergleich zwischen Schulter- und Hüftgelenk

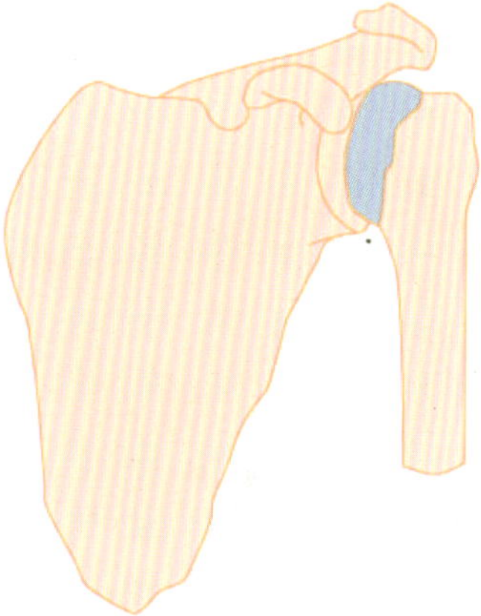

Der Oberarmkopf hat Bewegungsmöglichkeiten in alle Richtungen.

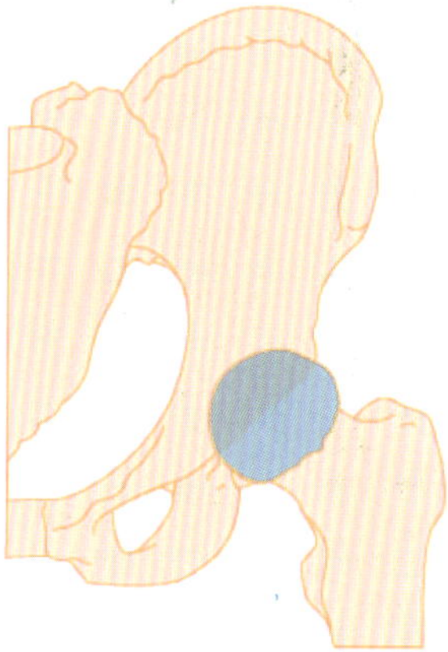

Der Hüftkopf liegt fest und sicher im Beckenknochen.

Schlüsselbeinen und dem Brustbein mit dem Stamm verbunden. Dies ermöglicht die große Beweglichkeit und Reichweite der Hände, mit denen wir ja normalerweise jeden Punkt unseres Körpers – auch auf der Rumpfrückseite – erreichen können.

Die knöchernen Elemente des Schultergürtels: Schlüsselbein und Schulterblatt

Der Schultergürtel besteht aus den beiden vorne gelegenen, leicht s-förmig gebogenen Schlüsselbeinen und den in Höhe der 2.–7. Rippe auf der Rückseite des Brustkorbes (Thorax) ruhenden Schulterblättern. Insgesamt fünf gelenkige und gelenkartige Verbindungen sorgen für eine optimale Bewegungsübertragung und sind für den vollen Bewegungsumfang der Schulter erforderlich.

Das Schulterblatt (Scapula) ist ein etwa dreieckiger Knochen, der sowohl an seiner Vorder- als auch an der Rückseite verschiedenen Muskeln als Ursprungsort dient. An der rückwärti-

Schultergelenk von hinten

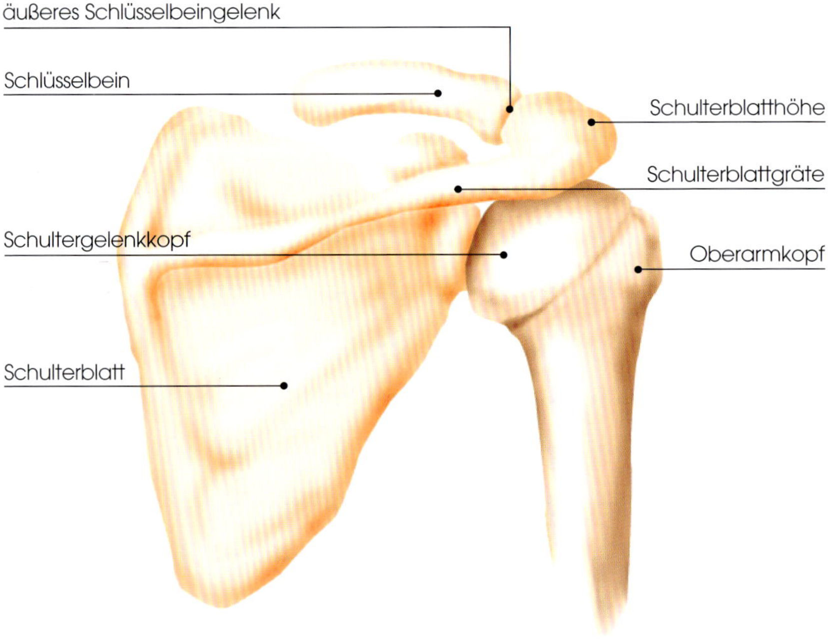

gen Fläche fällt eine sacht ansteigende, sich verbreiternde kräftige Knochenleiste auf. Diese Schulterblattgräte (Spina scapula) endet in der Schulterblatthöhe, dem Acromion, die den Oberarmkopf wie ein Dach überragt und die Gelenkfläche für das äußere Schlüsselbeingelenk trägt. Diese dachartige Vorwölbung schützt einerseits das Schultergelenk vor zu großer Beweglichkeit, kann aber – wenn der darunter liegende Kanal sehr eng ist – unter Umständen zu einer schmerzhaften Reizung und Entzündung der dort verlaufenden Sehnen und vor allem des dort liegenden Schleimbeutels führen.

Nach vorne wölbt sich am Schulterblatt ein etwas kleinerer fingerförmiger Knochen, der Rabenschnabelfortsatz (Coracoid), an dem ebenfalls mehrere Muskeln ansetzen und der die Schultergelenkspfanne vorne teilweise überragt.

An seinem äußeren Rand trägt das Schulterblatt die sehr flache und steil stehende Gelenkpfanne des Schultergelenks. Sie ist zudem so

Schultergelenk von vorne

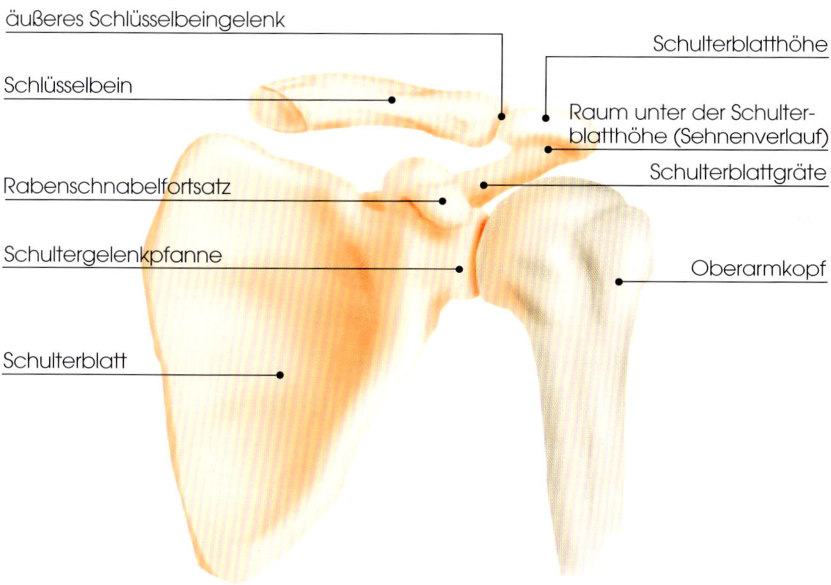

klein, dass sie nur mit etwa einem Viertel bis einem Drittel der Oberfläche des Oberarmkopfes in Kontakt steht. Etwas vergrößert wird diese Kontaktfläche durch eine Besonderheit des Schultergelenks: Eine schmale, ringsum verlaufende Pfannenlippe aus Faserknorpel, das so genannte Labrum glenoidale, liegt wie ein Gummiring ums Einmachglas um die Gelenkpfanne herum. Sie gibt dem großen Gelenkkopf etwas Unterstützung, so wie etwa die kleine Vertiefung in der Mitte einer Untertasse die Tasse vor dem Verrutschen bewahrt. Durch Gewalteinwirkung können Teile der Knorpellippe abreißen, was dann zu wiederholtem Auskugeln führen kann. Durch die mit dem Ausreißen verbundene Instabilität rutscht der Oberarmkopf aber auch leicht nach oben und quetscht den unterhalb der Schulterhöhe liegenden Schleimbeutel, was wiederum Anlass für entzündliche Veränderungen dort und ein Engesyndrom sein kann.

Muskeln und Sehnen halten das Gelenk zusammen

Umschlossen wird das Gelenk von einer weiten, schlaffen Gelenkkapsel, die an manchen Stellen nur hauchdünn ist, so dass an diesen Stellen leicht Verrenkungen auftreten können. Zwar finden sich an der Schulter zahlreiche bindegewebige Bänder, doch eine ausgeprägte Sicherung, wie an der Hüfte, gibt es an der Schulter nicht. An diesem faktisch freibeweglichsten Gelenk des Körpers erfolgt die Stabilisierung im Wesentlichen durch die umgebende Muskulatur. Diese Muskelführung erweist sich als großer Vorteil in Bezug auf die gewonnene Beweglichkeit, allerdings als Nachteil in Bezug auf die Stabilität. Die Schulter ist bei plötzlichen Gewalteinwirkungen, z. B. im sportlichen Wettkampf, deutlich leichter verletzlich als die stabilere Hüfte.

Damit trotz fehlender Führungsbänder und schlaffer Kapsel die Lage der Gelenkpartner stabil bleibt, strahlen Muskelfasern als Kapselspanner in die Gelenkkapsel ein. Diese Muskeln entspringen unter anderem an der Innen- und Außenseite des Schulterblattes, ziehen in dem Kanal unter der Schulterhöhe her und umgreifen den Oberarmkopf von oben, wie eine Hand einen kleinen Ball umfasst. Je nachdem, welcher Anteil dieser manschettenartig verlaufenden Muskulatur aktiviert wird, kann der Arm nach innen oder außen gedreht („rotiert") oder in eine waagerechte Position gebracht werden. Auf Grund dieser Eigenschaft werden diese Muskeln auch zu einer Gruppe, der so genannten Rotatorenmanschette, zusammengefasst.

Man kann sich vorstellen, dass es durch die Enge in dem knöchernen Kanal, in dem die Muskelsehnen verlaufen, leicht zu Schädigungen kommen kann. So wie ein Seil, das über eine scharfe Kante scheuert, leicht ausfasert, können auch die Muskel- und Sehnenfasern auf Dauer in einem zu engen Fach bis hin zum Abriss geschädigt werden. Es kann aber auch, z. B. bei Überbeanspruchung oder einem hoch stehenden Oberarmkopf, zu einer Reizung der die Sehnen umgebenden und schützenden Schleimbeutel kommen.

Innenansicht des Schultergelenks (nach Entfernen des Gelenkkopfes)

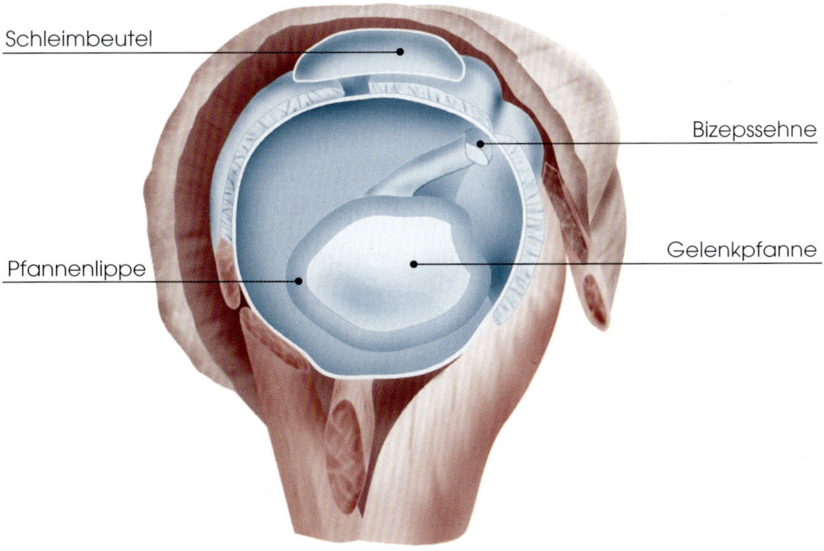

Eine Besonderheit des Schultergelenks stellt der Verlauf der langen Sehne des zweiköpfigen Armmuskels (Bizepsmuskel) dar, die vom seitlichen Oberarm kommend, von einer Art Sehnenscheide umhüllt, durch das Schultergelenk hindurch zieht und oberhalb der Gelenkpfanne ansetzt. Durch diesen Verlauf wird der Oberarmkopf zusätzlich in

Schnitt durch das Schultergelenk

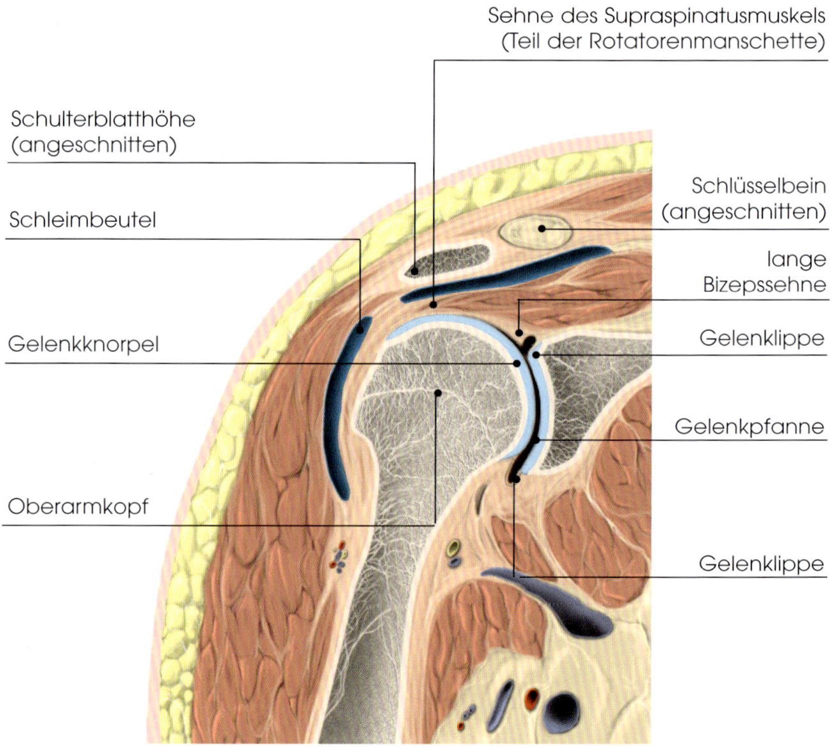

Die Bänder des Schultergelenks

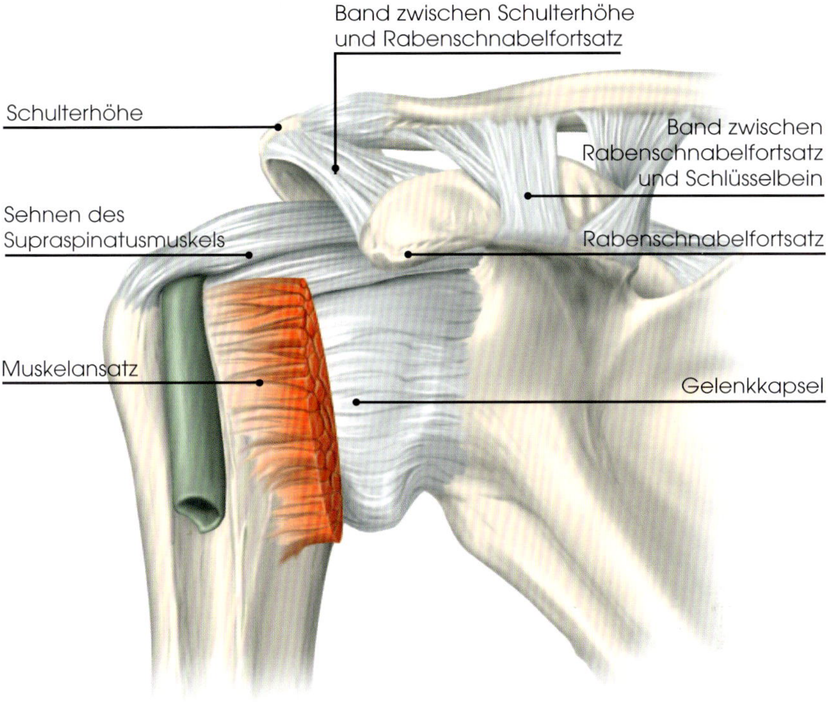

der Pfanne fixiert und der Zusammenhalt der Gelenkkörper verstärkt.

Die Schulter – funktionell das beweglichste Gelenk

Die Bewegungen, die im Schultergelenk möglich sind, können in drei Ebenen stattfinden:

1. Seitliches Heben und Senken des Armes, d. h. Öffnen und Schließen der Achselhöhle
2. Vor- und Rückschwingen des Armes wie beim Hin- und Herpendeln
3. Drehen des Armes nach außen und innen, besonders deutlich sichtbar bei angewinkeltem Ellbogen.

Bewegungsschema des Schulterblatts

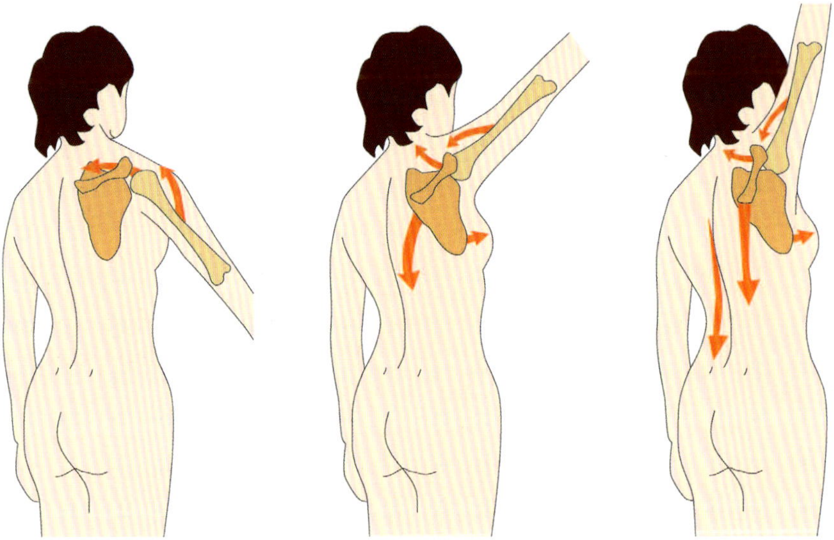

Erst die Mitbewegung des Schulterblatts ermöglicht das Heben des Armes über die Horizontale.

Der größtmögliche Bewegungsausschlag ist die Umführbewegung, welche die um die drei Gelenkachsen ausführbaren Hauptbewegungen miteinander verbindet und so unzählige Bewegungskombinationen zulässt.
Die große Mobilität des Schultergelenks allein erklärt aber nicht das gesamte Bewegungsausmaß und die Komplexität der Armbewegungen. Bei fixiertem Schulterblatt ist die Bewegung des Oberarmes bei maximal 90° in der Waagerechten anatomisch knöchern begrenzt, weil der Gelenkkopf am Schulterdach anstößt. Will man den Arm über die Horizontalebene hinaus bewegen, z. B. beim morgendlichen Kämmen, so sorgt das Gleitverhalten des so genannten Schulterblatt-Thorax-„Gelenks“ für die restliche Bewegungsfreiheit. Diese Gleitebene ist kein Gelenk im ana-

tomischen Sinn, nur im funktionellen. Erst die Verlagerung und Drehung des Schulterblattes auf dem Brustkorb erhöht den Aktionsradius des Armes.

Muskeln sorgen für die Feinabstimmung

Reinachsige und isolierte Bewegungen kommen an der Schulter aber nicht vor. Jedwede Schultergelenkbewegung zieht eine Mitbeteiligung aller anderen Gelenke mit sich, d. h. sie sind immer gleichzeitig in Funktion, wobei die Gelenke je nach Bewegungsrichtung und -ausmaß unterschiedlich beteiligt sind. Koordiniert wird das Zusammenspiel von dem fein aufeinander abgestimmten Muskelapparat. Elf Muskeln steuern dabei das Schultergelenk, sechs das Schulterblatt. Insgesamt zwölf Bandstrukturen sind um die drei echten Gelenke angeordnet. Ein solch hochkompliziertes System ist natürlicherweise störungsanfällig. Gleich, ob durch Verletzung, Strukturüberlastung oder nervale Fehlsteuerung ein Gelenk oder der Muskel-Band-Apparat betroffen wird: Ist ein „Baustein“ in seiner Funktion beeinträchtigt, hat dies Auswirkungen auf das gesamte System.

Maximale Bewegungsmöglichkeiten des Schulterblatts

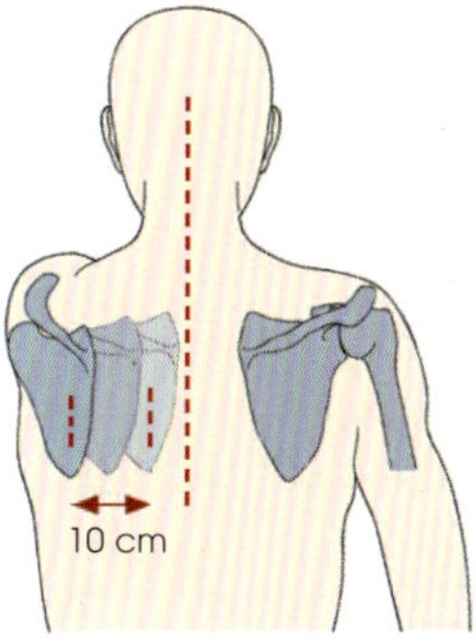

beim Vorziehen der Schulter

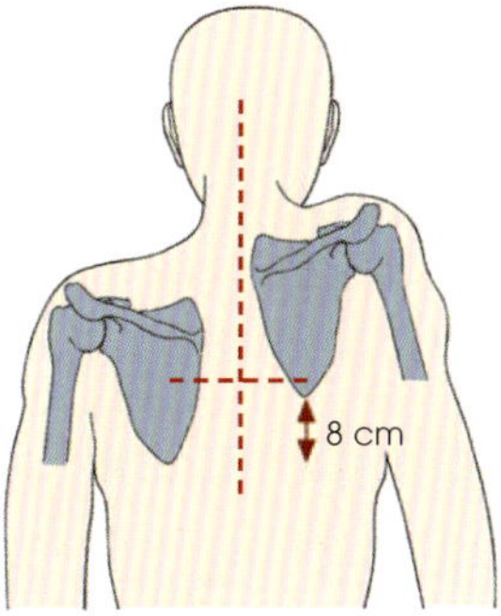

beim Anheben der Schulter

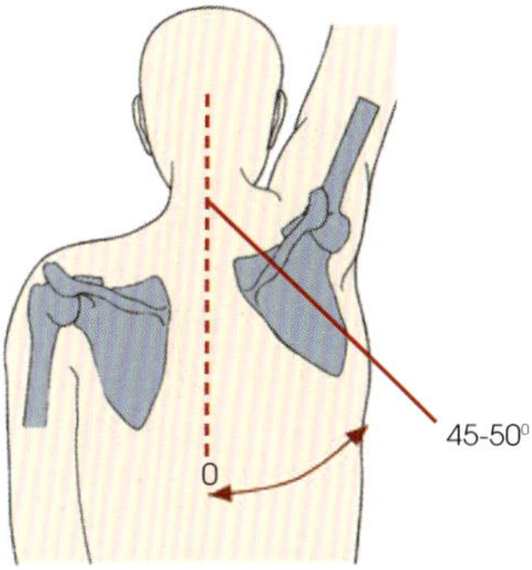

beim Anheben der Schulter über die Horizontale

Kapitel 2

Wie wird die Schulter untersucht?

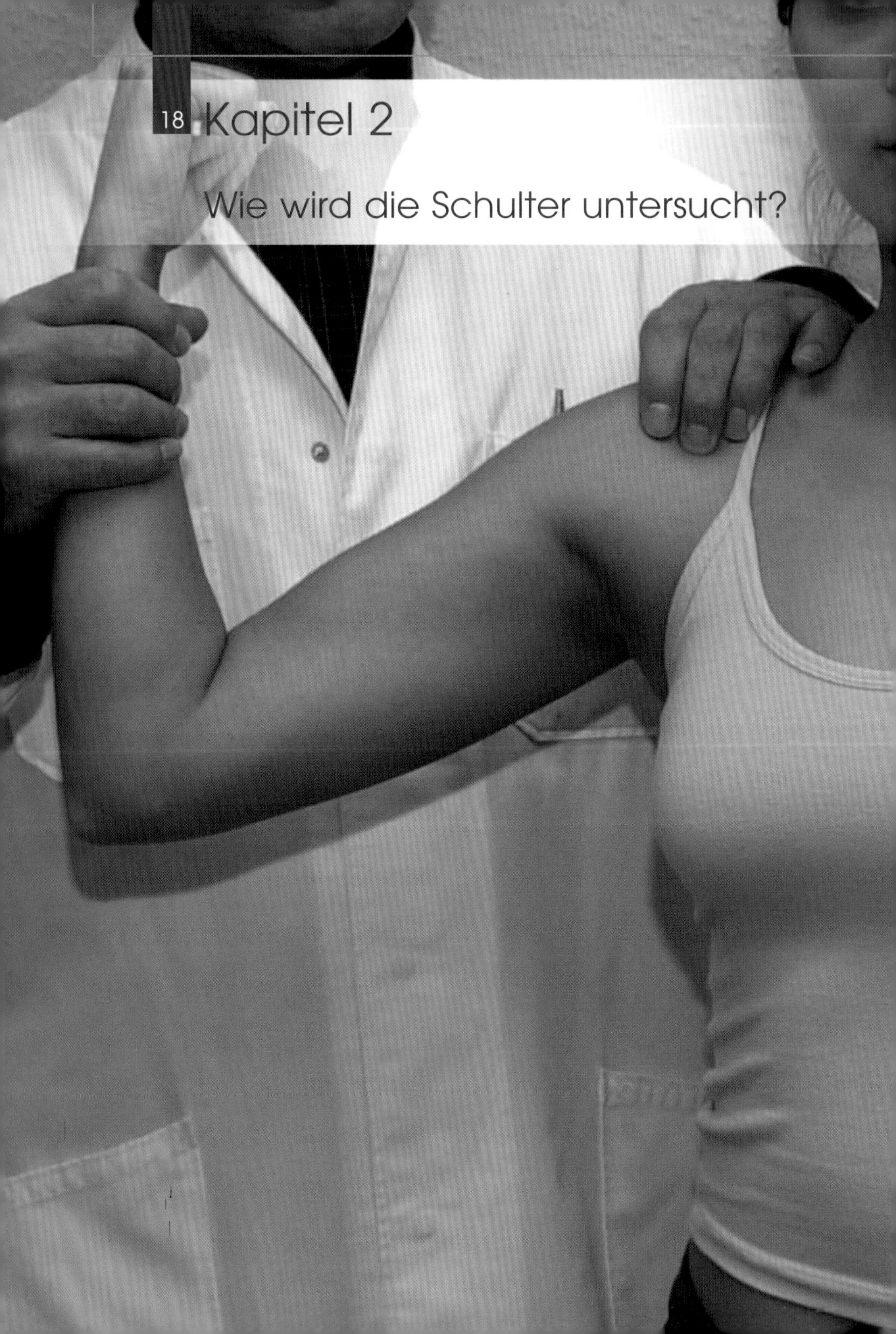

Wie wird die Schulter untersucht?

In der Regel sind es Schmerzen oder/und Bewegungseinschränkungen, die Patienten zum Arzt führen. Wie bereits beschrieben, stellt das Schultergelenk eine recht komplizierte Einheit aus verschiedenen Gelenken und zahlreichen Muskeln und Sehnen dar. Es gilt, durch verschiedene Untersuchungstechniken, die Ursachen der Beschwerden möglichst genau zu lokalisieren und die Symptome bestimmten Strukturen zuzuordnen.

Am Anfang der Diagnose stehen viele Fragen

Dabei können schon aus den Angaben der Patienten und den einfachsten Untersuchungen wie Inspektion (Betrachten) und Palpation (Befühlen) wichtige Rückschlüsse gezogen werden. Natürlich steht an erster Stelle die Erhebung der Anamnese (Krankengeschichte), d. h. die Patienten schildern ihre Beschwerden (s. Kasten). Die Antworten auf diese und ähnliche Fragen sind wichtige Bausteine bei der Diagnosefindung. Oft macht auch schon einfach das Alter eine bestimmte Diagnose mehr oder weniger wahrscheinlich, denn die meisten der verschiedenen Schultererkrankungen weisen eine typische Altersverteilung auf. So ist bei einer 70-Jährigen eher eine degenerative, also eine durch Verschleiß bedingte Erkrankung, zu vermuten als bei einem 20-Jährigen. Abweichungen von der Regel gibt es natürlich auch und müssen immer mit in Betracht gezogen werden. Bevorzugte körperliche Aktivitä-

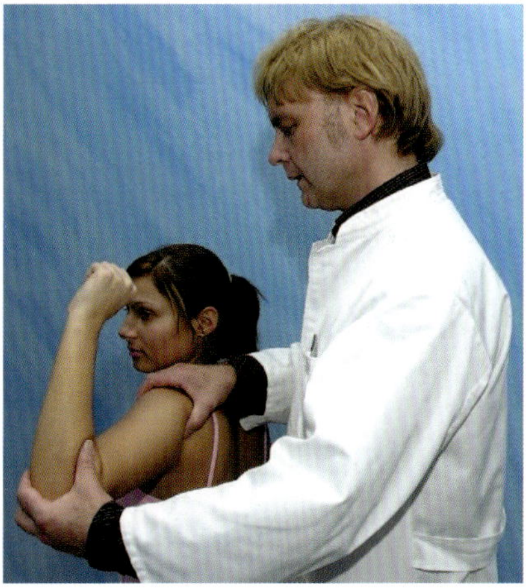

Wichtig bei der Diagnose ist eine genaue Untersuchung der Schulter durch den behandelnden Arzt.

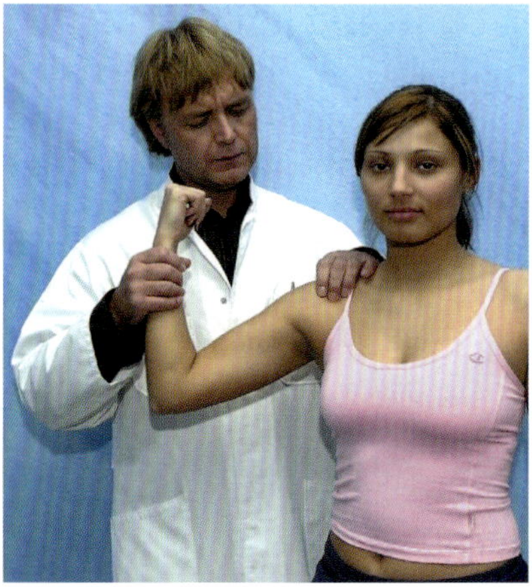

So werden unter anderem die Beweglichkeit des Schultergelenks, die Schmerzgrenze und die Kraft beurteilt.

ten in Beruf und Freizeit spielen dabei naturgemäß eine nicht unerhebliche Rolle. Ein Anstreicher, der sehr viel Überkopfarbeiten ausführt und in seiner Freizeit Handball spielt, entwickelt – wie man sich vorstellen kann – unter Umständen sehr viel eher Verschleißerscheinungen an der Schulter als Menschen ohne solche starken Belastungen.

Auf „Schauen" und „Tasten" kann auch heute nicht verzichtet werden

Die eigentliche körperliche Untersuchung beginnt mit dem Anschauen und Betrachten, der so genannten Inspektion, der Schultersilhouette im Seitenvergleich mit der gesunden Schulter. Narben, Muskelatrophien (Muskelschwund) besonders des großen Delta-

Fragen zur Diagnose !

- Wo schmerzt es?
- Bei welchen Bewegungen tut es weh oder welche können nicht mehr ausgeübt werden?
- Treten die Beschwerden nur bei Belastungen oder vorwiegend in Ruhe auf?
- Haben die Schmerzen ganz plötzlich angefangen oder sind sie schleichend immer heftiger geworden?
- Seit wann bestehen sie?
- Strahlen die Schmerzen aus?
- Sind sie nachts stärker als tagsüber?
- Traten früher schon einmal ähnliche Ereignisse auf?

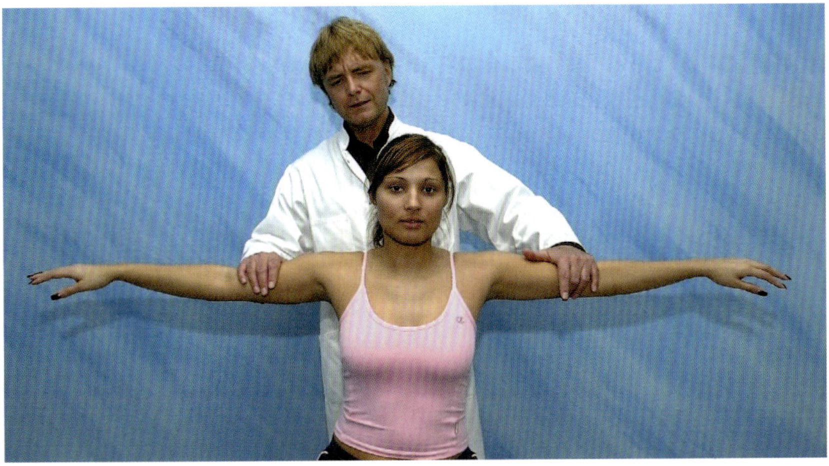

Beim „Krafttest" lässt sich aufgrund des Widerstandes, den ein Patient entgegenbringen kann, auf bestimmte Beschwerden zurückschließen.

muskels, Schiefstellungen und eine veränderte Hautbeschaffenheit lassen manchmal schon eine Verdachtsdiagnose zu. Die aktive Beweglichkeit, also die Bewegungen, die die Patienten alleine ausführen können (oder auch nicht), geben ebenfalls wichtige Hinweise auf die Beschwerdeursachen.

Bei der Palpation, dem Abtasten, wird die Hauttemperatur erfasst (möglicher Hinweis auf Entzündungen) und werden schmerzhafte Druckstellen, so genannte Triggerpunkte, ertastet. Besondere Bedeutung kommt der Palpation aber bei der Beurteilung der passiven Beweglichkeit zu. Passiv bedeutet, dass der Untersucher die Bewegung ausführt, während der Patient möglichst entspannt bleibt. Für die einzelnen Gelenke, Muskeln und Sehnen der Schulter wurden spezielle Untersuchungstechniken entwickelt, mit deren Hilfe Aussagen über die Funktion der einzelnen Schultergelenke, Muskeln oder Sehnen möglich sind. Zugrunde liegen allen Untersuchungen die drei Hauptbewegungen in der Schulter: Heben und Senken, Vor- und Rückschwingen, Innen- und Außendrehung.

Zu den Tastuntersuchungen zählt auch die Beurteilung der Kraft, die bei bestimmten Bewegungen (noch) ausgeübt werden kann. Außerdem können mit so genannten Provokationstests, bei denen durch bestimmte Bewegungen Schmerzen ausgelöst oder verstärkt werden, wesentliche Hinweise zur Diagnose oder gar deren Bestätigung gewonnen werden.

In manchen Fällen wird man zu einem

kleinen „Trick“ greifen, um bei der vielschichtigen Symptomatik zur richtigen Diagnose zu kommen. Man kann gezielt ein örtliches Betäubungsmittel an den vermuteten Ort der Schmerzursache injizieren. Wenn dann die Bewegung, die vorher behindert war, ohne Beschwerden möglich ist, ist dies praktisch der Beweis für den Sitz der Ursachen.
Schmerzen in der Schulter müssen aber nicht immer durch die Schulter selber bedingt sein. Vor allem auch Veränderungen der Halswirbelsäule strahlen manchmal in die Schulter aus und müssen unter Umständen durch spezielle Untersuchungen differenzialdiagnostisch erfasst werden.

„Apparatemedizin“ – inzwischen unverzichtbar

In der Regel notwendigerweise ergänzt werden die klinischen Untersuchungen der Schulter durch bildgebende, apparative Verfahren. Die bildgebende Diagnostik der oberen Extremität hat in den letzten Jahren einen bedeutenden Aufschwung erfahren. Heute können viele Strukturen, wie z. B. Sehnen, in bis dahin nicht ge-

Kernspintomographische Untersuchungen werden in der Schulterdiagnostik zunehmend eingesetzt.

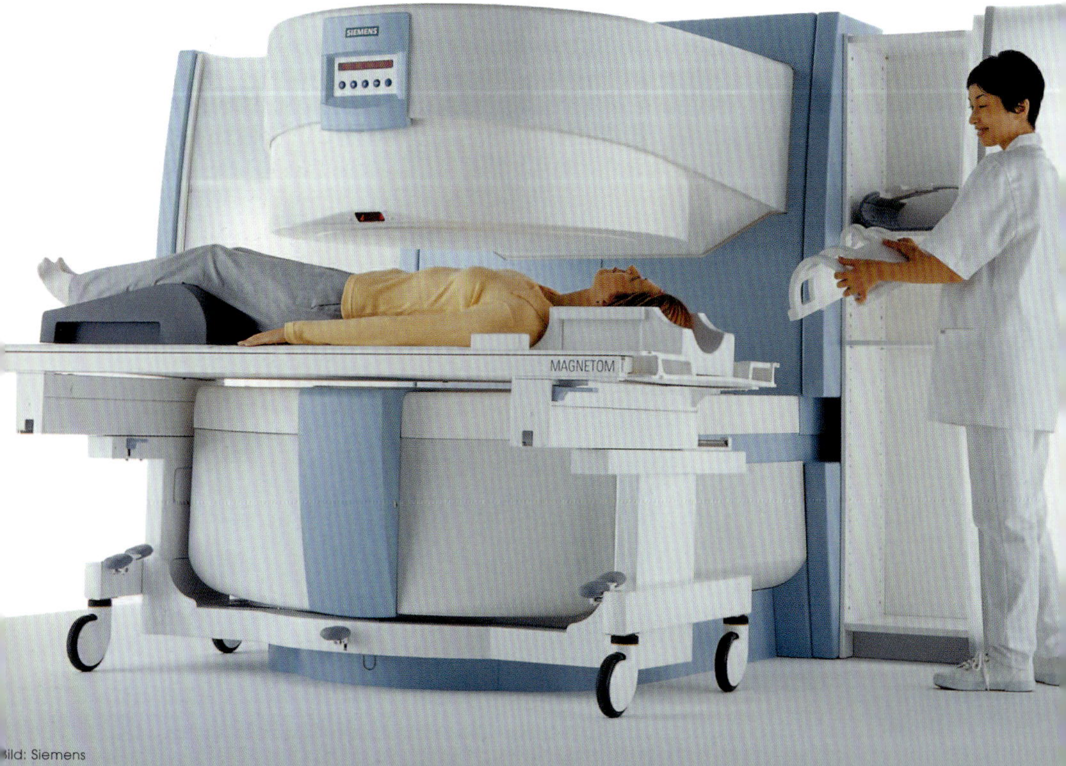

Bild: Siemens

kannter Exaktheit dargestellt und sichtbar gemacht werden. Dies hat natürlich auch Einfluss auf die Therapiemöglichkeiten, die nun sehr viel differenzierter angewendet werden können. Aber erst wenn man Vorteile und Schwächen der jeweiligen Methode genau kennt, kann die im Einzelfall sinnvollste diagnostische Vorgehensweise festgelegt werden.

Zum Einsatz kommen neben der konventionellen Röntgendiagnostik auch Sonographie (Ultraschall), Computertomographie, Kernspintomographie und die Szintigraphie (Untersuchungsmethode mit radioaktiven Substanzen). Welcher Methode der Vorzug gegeben wird, hängt in erster Linie von der klinischen Fragestellung ab und den Strukturen, die beurteilt werden sollen. Knöcherne Strukturen lassen sich sehr gut im Röntgenbild darstellen. So ist bei Verdacht auf einen Knochenbruch die konventionelle Röntgenaufnahme immer noch zuerst indiziert. Für spezielle Fragestellungen stehen zahlreiche Spezialaufnahmetechniken und unterschiedliche Bildebenen zur Verfügung, so dass auch bei Röntgenaufnahmen vielfach Hinweise auf Veränderungen in den umgebenden Weichteilen (z. B. Schleimbeutel oder Sehnen) gewonnen werden können.

Diese können allerdings in der Regel besser per Ultraschall oder Kontrast-CT dargestellt werden. Ultraschalluntersuchungen haben den großen Vorteil, dass sie keine Strahlenbelastung darstellen und daher uneingeschränkt wiederholt werden können. Außerdem lassen sich per Ultraschall oft funktionelle Untersuchungen durchführen, d. h. während einer Bewegung. Sehnenveränderungen, z. B. an der langen Bizepssehne oder der Rotatorenmanschette, stellen die Domäne des Ultraschalls dar. Mit der Entwicklung neuerer Schallköpfe sind in Zukunft bei dieser Methode noch weitere Fortschritte zu erwarten, so dass ihre Bedeutung wohl noch zunehmen wird.

Die Beurteilung von feinen oder komplexen Veränderungen, wie z. B. nach Verletzungen mit Zertrümmerung des Oberarmkopfes oder bei Veränderungen an der Gelenkpfanne, gelingt sehr gut mit der Computertomographie.

Insbesondere zur Operationsvorbereitung können kernspintomographische Aufnahmen (MRT) erforderlich werden, weil mit ihnen eine ausgezeichnete räumliche Darstellung möglich ist. Mithilfe dieser strahlungsfreien Untersuchungsmethode können manchmal auch verborgene Verletzungen, die mit den anderen Methoden nicht so gut darstellbar sind, sichtbar gemacht werden. Das MRT bleibt also in der Regel komplizierteren Fragestellungen vorbehalten, wird aber – wenn es vertretbar ist – zunehmend öfter eingesetzt. Allerdings werden auch bei dieser Methode immer nur kleine Ausschnitte dargestellt, so dass auch heute für die Diagnose immer noch die Erfahrung des Arztes bei der klinischen Untersuchung entscheidend ist.

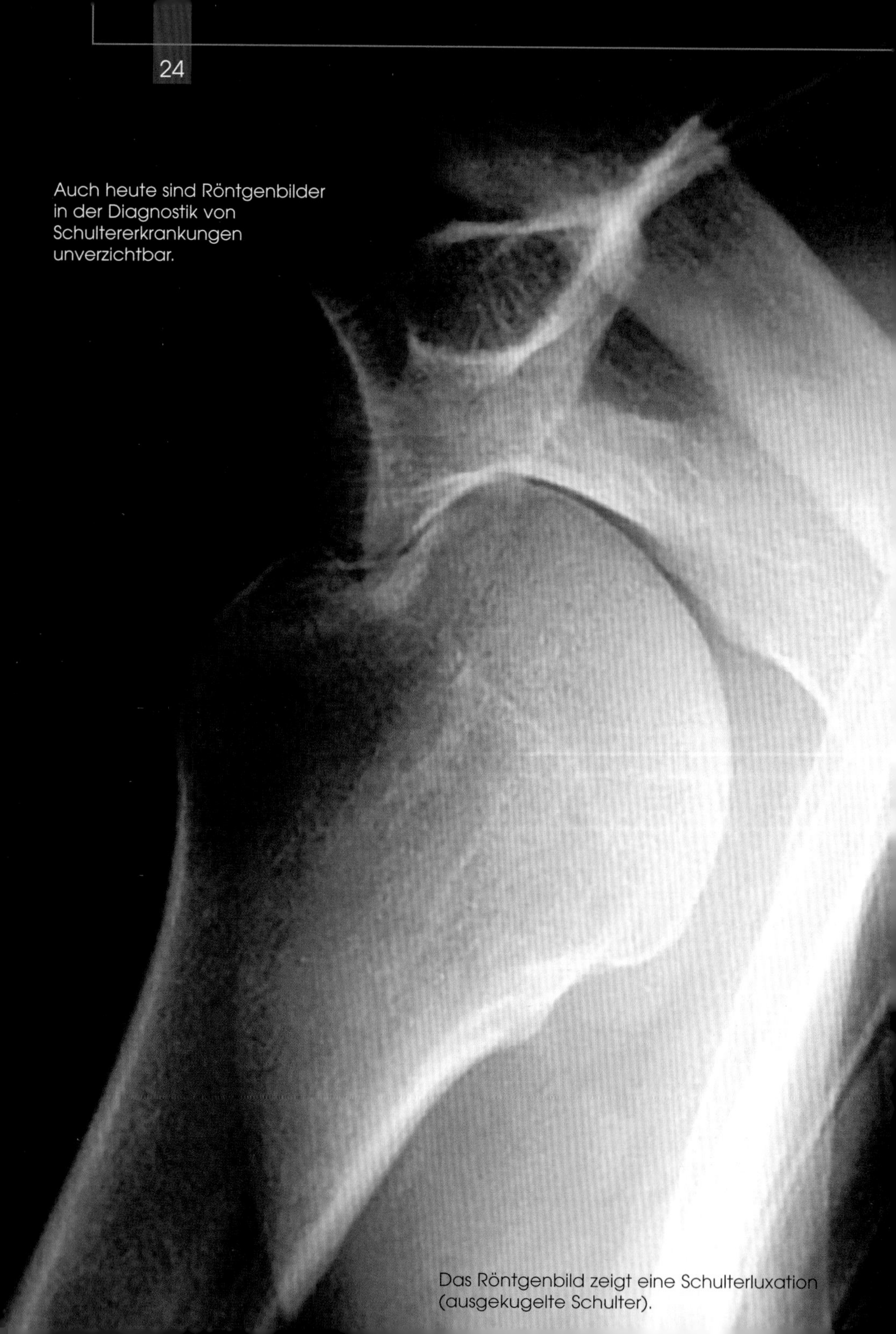

Auch heute sind Röntgenbilder in der Diagnostik von Schultererkrankungen unverzichtbar.

Das Röntgenbild zeigt eine Schulterluxation (ausgekugelte Schulter).

Die Magnetresonanztomographie (MRT) des Schultergelenkes

von Priv.-Doz. Dr. Hermann König

!

Das Schultergelenk als großes Kugelgelenk mit einem ausgedehnten Aktionsradius weist nur eine eingeschränkte knöcherne Stabilität auf. Daher sind z. B. Röntgenaufnahmen bei Schultererkrankungen meist nur bedingt aussagekräftig. Durch die Möglichkeit einer umfassenden und exakten Befunddarstellung – vor allem auch von Weichteilen – hat sich mittlerweile die MRT zum primären diagnostischen Verfahren an der Schulter entwickelt.

Wie funktioniert die MRT?

Bei der praktisch nebenwirkungsfreien Magnetresonanztomographie werden keine Röntgenstrahlen eingesetzt, sondern Magnetfelder. In einer starken Magnetfeldröhre (1,5 Tesla) werden Protonen, das sind die positiv geladenen Kerne der Wasserstoffatome in unserem Körper, alle in eine bestimmte Richtung ausgerichtet – ohne dass wir diese magnetischen Einflüsse wahrnehmen. Vergleichen kann man dies in etwa mit Eisenspänen, die sich in einem schwachen Magnetfeld auch alle in eine Richtung orientieren. Geraten die Protonen unter den Einfluss von Radiowellen, nehmen sie Energie auf und weichen dabei etwas von ihrer Ausrichtung ab. Werden die Radiowellen wieder abgeschaltet, kehren die Protonen in ihre Ausgangsposition zurück. Die dabei abgegebene Energie wird von Empfangsantennen aufgefangen und – computergestützt – zu Abbildungen verrechnet. Die Querschnittsbilder, die man erhält, sind viel schärfer als die durch andere Verfahren gewonnenen Bilder.
Einzigartig im Bereich der Kernspintomographie ist dabei die Möglichkeit, Schnittbilder in beliebigen Raumebenen anzufertigen, ohne dass die Patienten umgelagert werden müssen. Weiterhin kann durch die Variation der Anregungsimpulse ein breites Spektrum von Weichteilkontrasten gewonnen werden. Insbesondere für Veränderungen im Bereich der Muskulatur, der Sehnen, der Gelenkkapsel, des Gelenkknorpels und des Knochenmarkraumes gilt die MRT daher als Methode der Wahl. Einschränkungen ergeben sich nur durch Metallimplantate direkt im Schulterbereich sowie bei Patienten mit implantierten Herzschrittmachern oder Herzdefibrillatoren.

Was geschieht bei der MRT der Schulter?

Die Untersuchung erfolgt in bequemer Rückenlage. Über der Schulter wird eine Oberflächenspule positioniert. Eventuell erfolgt – insbesondere zur Darstellung von frischen Verletzungsfolgen – die intravenöse Applikation eines sehr gut verträglichen Kontrastmittels. Wichtig ist, dass die Schulter während der gesamten Untersuchungsdauer nicht bewegt werden darf. Die technisch bedingten Klopfgeräusche während der Untersuchung können durch einen Kopfhörer abgedämpft werden. Es besteht zudem die Möglichkeit, über den Kopfhörer ein Radioprogramm oder auch die eigene Lieblings-CD anzuhören. Wenn die Messung beendet ist, wird die Untersuchungsliege automatisch aus der Magnetröhre herausgefahren. In dieser Zeit werden dann circa 90 bis 120 Querschnittsbilder der Schulterregion angefertigt.

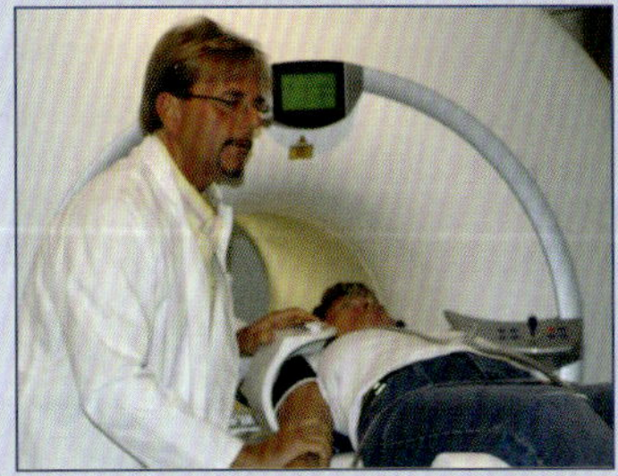

MRT-Gerät: Lagerung einer Patientin zur Untersuchung des rechten Schultergelenkes – über der Schulter ist die Messspule angebracht.

Was kann man erkennen?

1. Veränderungen der Rotatorenmanschette (Muskelmanschette):
Insbesondere im Knochenkanal zwischen Oberarmkopf und Schulterdach kann ein Missverhältnis zwischen der vorhandenen Querschnittsfläche und dem Platzbedarf der Muskeln und Sehnen vorliegen, ein so genanntes Impingement (= Einklemmung, s. Kap. 3). In dessen Folge gibt es entzündliche und degenerative Sehnenveränderungen, die letztendlich auch in einem Sehnenriss enden können.
Da das Sehnengewebe aus signalfreiem (dunklem) Faserknorpel be-

steht, sind diese Veränderungen mit der Kernspintomographie frühzeitig erkennbar, da sowohl degenerative Veränderungen wie auch Entzündungen des Gleitgewebes und Einrisse der Sehne durch signalintensive (helle) Läsionen angezeigt werden. (Abb. 1)

MRT mit komplettem Riss der Supraspinatussehne: Unterbrechung der Sehnenkontinuität (Pfeile)

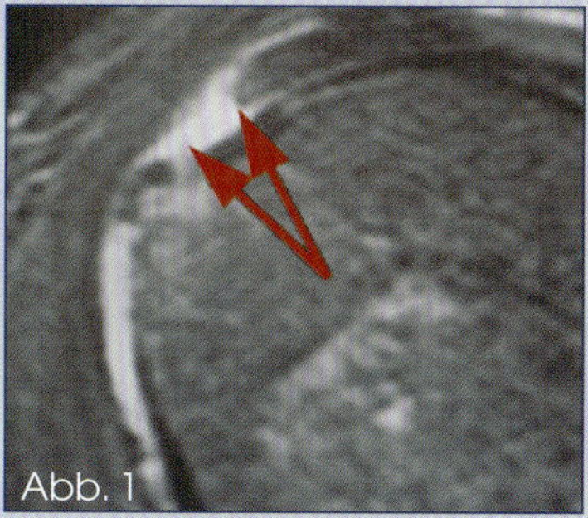

Häufig liegen auch Veränderungen im Einstrahlungsbereich der Sehnen am Oberarmknochen vor; diese führen zu lokalen Entzündungsprozessen mit Knochenumbau (Enthesiopathie). Im Extremfall kann es hier zu einer Sehnenlockerung mit knöchernem Ausriss kommen. (Abb. 2)

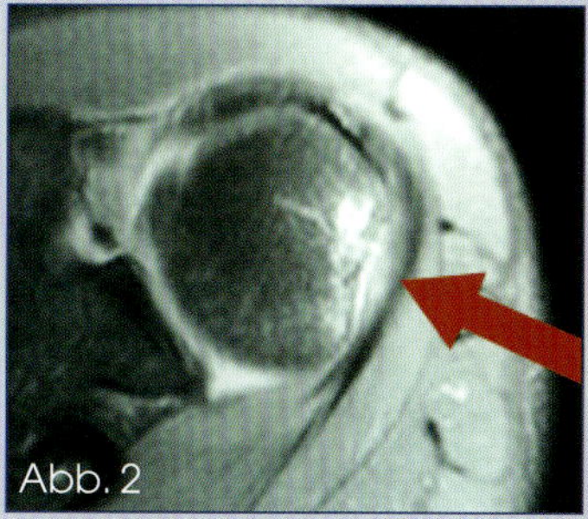

MRT mit Darstellung einer Enthesiopathie am Infraspinatus-Sehnenansatz mit deutlichem Markraumödem im Oberarmkopf dorsal (Pfeil)

Durch ihre enge Beziehung zum Schultergelenk spielen auch Verletzungen der langen Bizepssehne eine Rolle, da diese unmittelbar im vorderen Kapselbereich verläuft. (Abb. 3)

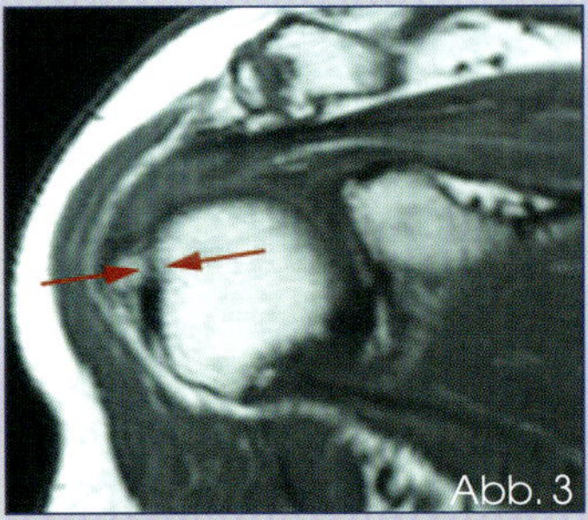

MRT mit Darstellung eines Bizepssehnenabrisses im Niveau des Oberarmkopfes (Pfeile)

2. Veränderungen an der Pfannenlippe:

Häufig kommt es bei der flachen Schultergelenkpfanne zu einem Einriss oder -abriss der Pfannenlippe (Labrum), evtl. kombiniert mit Verletzungen am Oberarmkopf oder Gelenkkapseleinrissen. (Abb. 4)
Da das Labrum ähnlich dem Kniegelenksmeniskus aus annähernd wasserfreiem Faserknorpel besteht, ist es im Normalfall signalfrei (dunkel) dargestellt, so dass sich pathologische Veränderungen als Signalanhebungen (hell) problemlos erkennen lassen. Oft liegen hier auch Begleitveränderungen am Oberarmkopf vor, wobei es im Kontaktbereich zum Pfannenrand zu einer Knochenprellung mit Flüssigkeitsansammlung im Markraum kommen kann.

vorderer Labrumabriss (Pfeil) mit dislozierten Anteil bei Zustand nach Schultergelenksluxation; ausgedehnter Gelenkerguss

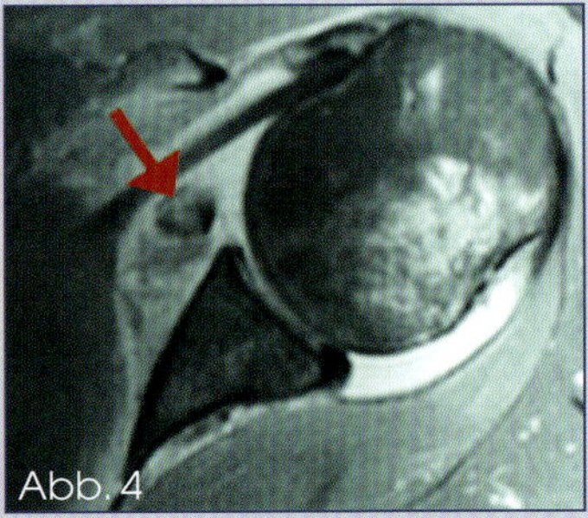

3. Gelenkerguss und Bursitis (Schleimbeutelentzündung):

Die zahlreichen Schleimbeutel, die die Schulter umgeben, können sowohl durch Verletzungen als auch durch degenerative oder entzündliche Erkrankungen Wasser und entzündliche Gewebsmaterialien einlagern, wodurch es zu einer schmerzhaften Bursitis (Schleimbeutelentzündung) kommt. Da es sich hier um sehr wasserreiches Material handelt, können derartige Veränderung in der MRT problemlos signalintensiv (hell) nachgewiesen werden. (Abb. 5)

Schleimbeutelentzündung (Pfeilköpfe) und Entzündung (Pfeile) der Supraspinatussehne

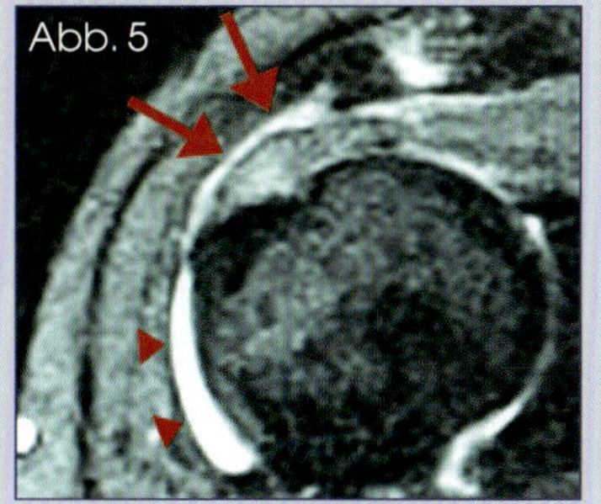

Warum also gleich zur MRT?

Die meisten Schultergelenkserkrankungen führen zu Funktionseinschränkungen und sind mit heftigen Schmerzen verbunden. Die Magnetresonanztomographie ermöglicht eine rasche und nebenwirkungsfreie, umfassende und detaillierte Darstellung aller relevanten Strukturen, insbesondere auch der Weichgewebe. Durch einen frühzeitigen Nachweis von Strukturdefekten und Begleitveränderungen wird eine schnelle und gezielte Therapieplanung ermöglicht. Auch wenn sich im Behandlungsverlauf überraschende Probleme ergeben sollten, kann eine MRT-Kontrolluntersuchung meist weiterhelfen.

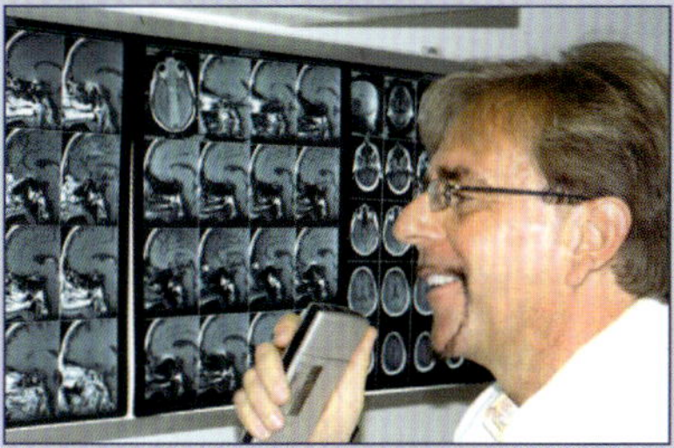

Priv. Doz. Dr. Hermann König ist tätig in der Radiologischen Gemeinschaftspraxis Esslingen.

Kapitel 3

Was ist, wenn ...

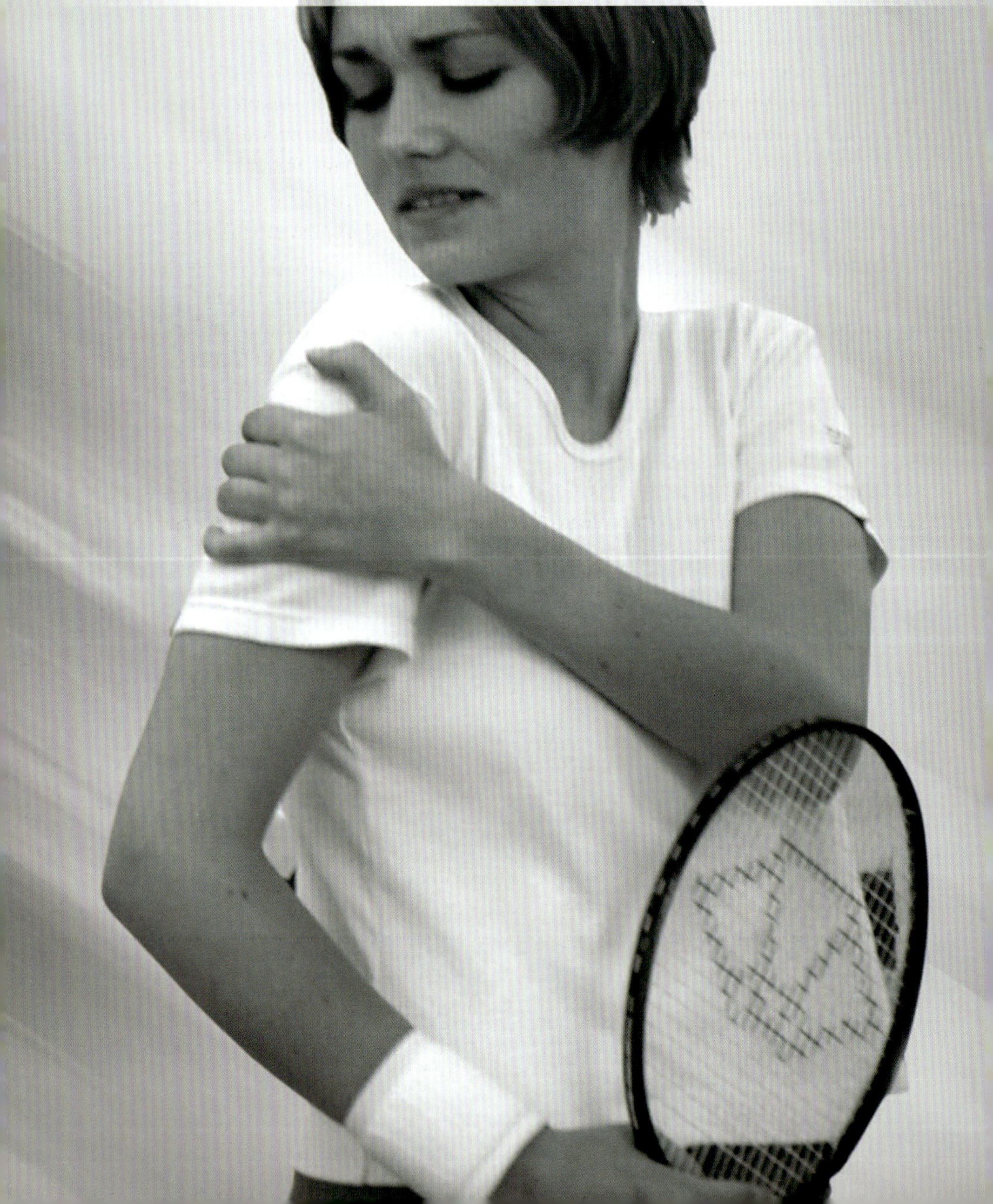

Was ist, wenn ...

... die Schulter erkrankt?

Schmerzen und/oder eine Einschränkung der Beweglichkeit der Schulter sind für Patienten Hinweise darauf, dass mit ihr etwas nicht in Ordnung ist. Die Symptome treten manchmal ganz plötzlich auf, manchmal entwickeln sie sich aber auch schleichend, so dass sich der Patient nicht mehr an den Beginn der Beschwerden erinnern kann. Die Gründe für derartige Veränderungen können vielfältiger Art sein: Einige lassen sich durch Prozesse im Schultergelenk selber erklären, andere wiederum haben ihre Ursache außerhalb des eigentlichen Gelenks, betreffen aber die Schulter als funktionelle Einheit.

Aufgabe des behandelnden Arztes ist es nun, diese Veränderungen zu erkennen und differenzialdiagnostisch, das heißt unter Berücksichtigung aller möglichen in Frage kommenden Erkrankungen, abzuklären und so die richtige Diagnose zu stellen: Dies ist die Grundlage jeder effizienten Therapie. Die Untersuchungsmethoden, die Orthopäden heute dafür zur Verfügung stehen, wurden im vorhergehenden Kapitel bereits beschrieben. In den nun folgenden Kapiteln sollen die wichtigsten und häufigsten Erkrankungen an der Schulter vorgestellt und ihre Behandlung kurz dargelegt werden.

Was ist, wenn ...

... es eng wird in der Schulter?

Einer der häufigsten Gründe für chronische Schulterschmerzen ist das so genannte Impingement, das Syndrom der engen Schulter beziehungweise der Enge unter dem Schulterdach. Dies ist nicht im Gelenk begründet, vielmehr gehen die Schmerzen vom Raum unterhalb des Schulterdaches aus. Bereits von Natur aus steht für die dort verlaufenden Sehnen, Bänder und Muskeln nur ein begrenzter Platz zur Verfügung. Bei bestimmten krankhaften Veränderungen wird dieser Raum noch enger.

Impingement

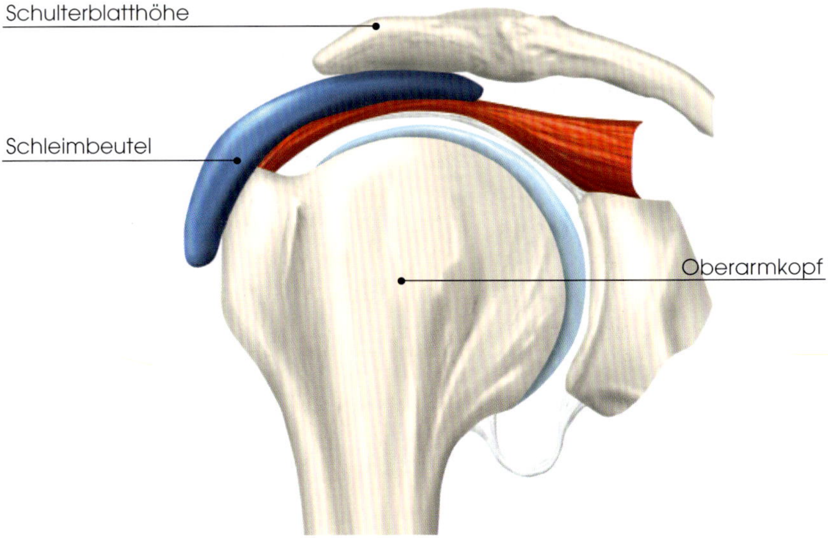

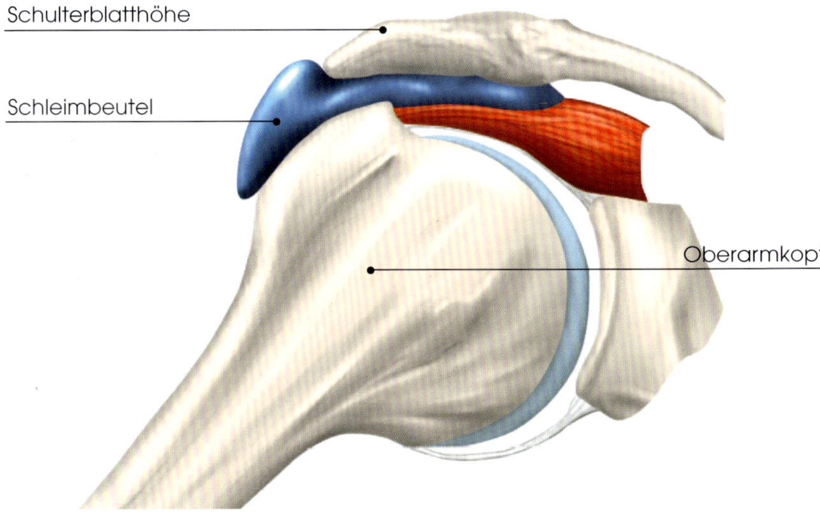

Durch Hochtreten des Oberarmkopfes bei einer instabilen Schulter wird der Schleimbeutel gequetscht und gereizt: Ein Impingement entsteht.

Viele Ursachen – gleiche Wirkung

Wie das Wort Syndrom schon sagt, haben derartige Veränderungen nicht nur eine Ursache. Manchmal ist ein extrem enger Kanal angeboren, so bei einer außerordentlich stark gekrümmten, hakenförmigen Schulterhöhe. Zum Impingement kann es auch kommen, wenn Kalkeinlagerungen die Sehnen der Rotatorenmanschette oder die Gelenkkapsel verdicken. Chronisch entzündlich bedingte Schwellungen der Schleimbeutel können den Raum ebenso stark verkleinern wie eine chronische Überbelastung, bei der die entsprechenden Bandstrukturen verdicken.

Eine krankhafte Schulterenge kann zudem durch einen Verschleiß des Schultereckgelenks, des Gelenks zwischen Schlüsselbein und Schulterblatthöhe, verursacht werden. Durch degenerative Veränderungen bilden sich knöcherne Randwucherungen, die den unter dem Gelenk liegenden Raum erheblich einengen können.

Bei jüngeren Menschen sind solche strukturellen Veränderungen eher selten. Bei ihnen muss bei entsprechender Symptomatik eine Schulterinstabilität, etwa durch eine Verletzung der knorpeligen Gelenklippe mit Höhertreten des Oberarmkopfes und dadurch bedingter permanenter Reizung des Schleimbeutels, als Ursache für ein Impingement angenommen werden. Die meisten Betroffenen bestätigen, dass sie vor längerer Zeit einen Sturz mit den Händen abgefangen haben. Da aber weiter nichts passiert sei, hätten sie den Vorfall nicht weiter beachtet. Solche abgefangenen Stürze können eine – zunächst lange unbemerkt bleibende – Verletzung der Pfannenlippe verursachen, die auf Dauer eine Instabilität im Gelenk zur Folge hat.

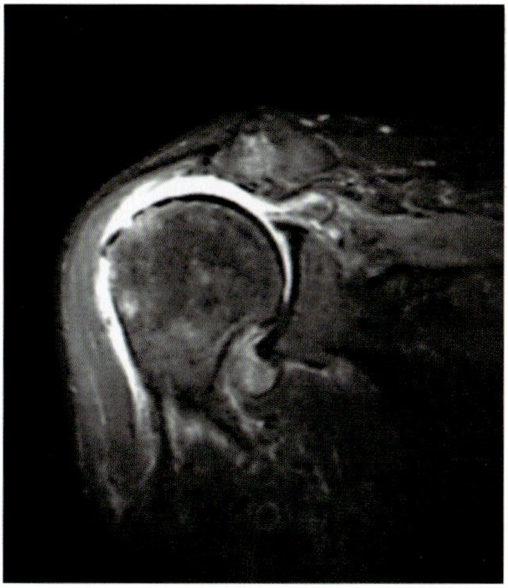

massiv ausgeprägte Schleimbeutelentzündung

(Bild mit freundlicher Genehmigung von Dr. Bongers, Radiologisches Institut, Metzingen)

Die quälenden Schmerzen werden immer heftiger

Gemeinsam ist all diesen Ursachen, dass der Raum für die unter dem Schulterdach liegenden Strukturen zu eng wird. Durch den Druck, der entsteht, kommt es zu einer schmerzhaften Reizung der Schleimbeutel. Wird die auslösende Ursache nicht behoben, werden danach die Sehnen der Rotatorenmanschette in Mitleidenschaft gezogen. Sie scheuern in dem engen Fach über die Knochen, werden im Laufe der Zeit dünner und fasern aus, bis sie schließlich reißen. Die dadurch verursachten Schmerzen treten zunächst nur bei Belastungen auf, besonders bei Tätigkeiten in Schulterhöhe oder bei Überkopfarbeiten. In der Regel gehen diese belastungsabhängigen Schmerzen nach einer gewissen Zeit in Dauerschmerzen über, die auch während Ruhephasen bestehen bleiben. Sehr häufig sind zudem Schmerzen in der Nacht; ein Liegen auf der betroffenen Seite wird unmöglich.

Man unterscheidet drei Stadien beim Impingement

Stadium I:

Durch eine Überbeanspruchung, insbesondere bei sportlichen Aktivitäten (Tennis oder Wurf-Ballspiele), aber auch durch ungewohnte Überkopfarbeiten (Deckenstreichen), kommt es zu einer schmerzhaften Schwellung der Schleimbeutel. Diese Veränderungen bilden sich jedoch nach Schonung wieder ohne bleibende Schäden zurück.

Stadium II:

Durch chronische Reizungen sind die Schleimbeutel verdickt und die Sehnen deutlich in Mitleidenschaft gezogen.

.

Stadium III:

Es liegen knöcherne Veränderungen vor. Die Sehnen der Rotatorenmanschette sind zerfasert oder bereits vollständig gerissen.

Viele Verrichtungen des täglichen Lebens werden unmöglich

Bei den meisten Patienten entwickelt sich ein Schulterenge-Syndrom nicht akut wie nach einer Verletzung, sondern eher langsam. Sie registrieren, dass das seitliche Anheben des Armes nur noch bis zu einem gewissen Grad möglich ist. Schmerzen verhindern die Bewegung. Man spricht auch vom „schmerzhaften Bogen" oder „painful arc". Besonders bemerkbar macht sich diese Einschränkung bei bestimmten Berufsgruppen wie Anstreichern oder bei bestimmten Sportarten. Aber auch Verrichtungen im Haushalt wie Fenster putzen oder Gardinen auf-

Eine Überbeanspruchung, z. B. durch ungewohnte Überkopfarbeiten wie Deckenstreichen bei der Renovierung der Wohnung, kann zu einer Schwellung der Schleimbeutel mit Schmerzen in der Schulter führen. Diese Veränderungen bilden sich aber in der Regel nach Schonung wieder ohne bleibende Schäden zurück.

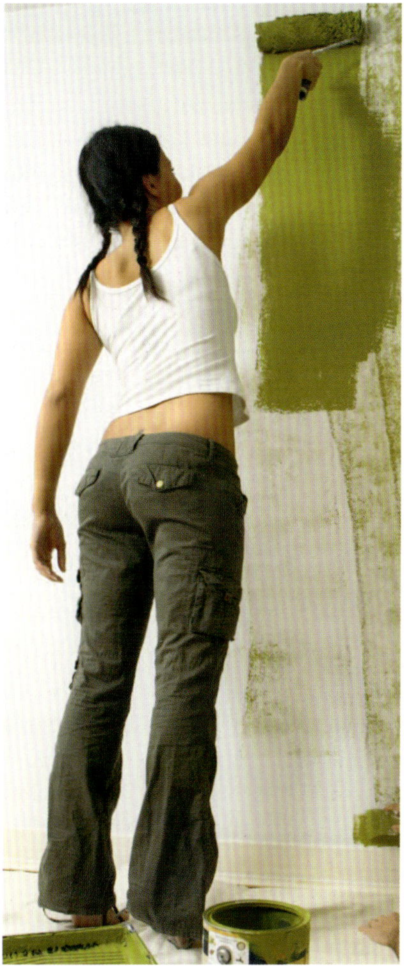

hängen sind auf einmal nicht mehr möglich. Selbst ganz alltägliche Bewegungen wie Haare kämmen oder eine Kette im Nacken schließen werden plötzlich zur Qual. In der Regel kann der Arm meist nach vorne noch schmerzfrei bewegt werden.

Zur Diagnose durch gezielte Untersuchung

Der Verdacht auf ein Impingement ergibt sich für den erfahrenen Arzt schon aus der Schilderung der Beschwerdesymptomatik. Zur Diagnosesicherung dienen verschiedene klinische Tests, mit denen Spezialisten feststellen können, welche Muskeln, Sehnen oder Bänder betroffen sind. Manchmal kann auch eine gezielte Injektion eines Schmerzmittels unter das Schulterdach helfen, die richtige Diagnose zu stellen. Auch apparative Untersuchungen wie Röntgen (um knöcherne Veränderungen und Kalkeinlagerungen sichtbar zu machen) und Ultraschall (zur Darstellung der Sehnen) werden eingesetzt.

Die Therapie des Impingements sollte so früh wie möglich einsetzen – d. h. möglichst noch, bevor irreversible Veränderungen auftreten. In vielen Fällen reicht eine konservative Behandlung mit Medikamenten und Krankengymnastik aus, um die Beschwerden zu lindern. Bei einer hoch akuten Impingement-Symptomatik sollte man sich nicht scheuen, ein Kortisonpräparat wie z. B. Rimexel, in die Schulter zu injizieren. Dadurch kann der Schmerz nachhaltig redu-

„Painful arc"

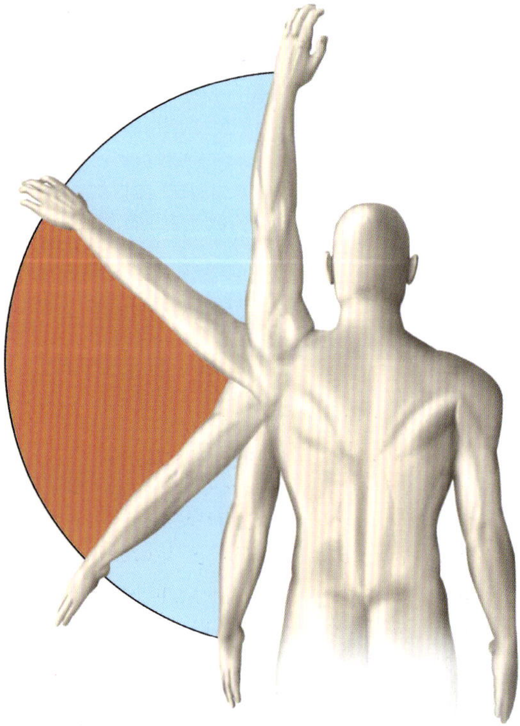

Der so genannte „schmerzhafte Bogen" beim Schulterenge-Syndrom

ziert werden, ohne dass Nebenwirkungen zu befürchten wären.
Aber auch in Spätstadien oder bei einem Nichtansprechen auf konservative Maßnahmen kann dem Patienten mit modernen arthroskopischen Methoden zuverlässig geholfen werden. Krankhaft einengende Strukturen werden dabei entfernt. Dies können sowohl aufgequollene Schleimbeutel als auch knöcherne Auflagerungen sein, die vorsichtig abgetragen werden. (Mehr zur Behandlung des Impingements im Kapitel über die Behandlung der Schultererkrankungen.)

Übung bei Impingement-Symptomatik !

Hier eine einfache Übung bei Impingement-Symptomatik: Pendeln Sie mit dem Arm der betroffenen Seite hin und her, während Sie dabei eine gefüllte Wasser-, Wein- oder Limonadenflasche in der Hand halten. Durch das Gewicht der Flasche wird der Oberarmkopf nach unten gezogen und der Druck auf den Schleimbeutel vermindert: Die Schmerzen lassen nach.

Was ist, wenn ...

... die Rotatorenmanschette reißt?

Wie im vorigen Kapitel zu lesen, kann es bei einem Impingement-Syndrom einerseits zum allmählichen Verschleiß der Sehnen kommen, die sich an den Muskeln der Rotatorenmanschette befinden, andererseits aber auch der Muskeln, die den Oberarmkopf in der Gelenkpfanne halten und die Innen- und Außendrehung des Armes ermöglichen. Derart vorgeschädigte Sehnen können bereits bei vergleichsweise geringer Belastung zerreißen. Eine dafür typische Situation ist das Heben oder Herunternehmen eines Koffers aus dem Gepäcknetz. In einigen Fällen kommt es auch ohne solche Bewegungen – für die Betroffenen oft unbemerkt – zu einem völligen oder nahezu vollständigen Riss (Ruptur) der Rotatorenmanschette. Neben dem auftretenden Schmerz steht ein zunehmender Kräfteverlust im Vordergrund dieser Symptomatik. Der Arm kann nicht mehr wie gewohnt angehoben werden.

Auch die Durchblutung spielt eine Rolle

Seit einiger Zeit betrachtet die Medizin Schädigungen der Rotatorenmanschette nicht nur unter rein mechanischen Gesichtspunkten. Nach den neueren Theorien spielen bei schleichenden Schädigungen auch örtliche Durchblutungsstörungen in den Sehnen eine entscheidende Rolle. Die Schultermuskeln werden aus verschiedenen Blutgefäßen mit Sauerstoff und Nährstoffen versorgt. Im Grenzbereich zwischen diesen Versorgungsgebieten der einzelnen Blutgefäße soll es zu Arealen kommen, die nicht optimal versorgt sind und in denen dann Schädigungen bis hin zu kompletten Rissen sehr viel leichter auftreten können.

Gesunde Sehnen reißen nur bei großer Krafteinwirkung

Gesunde Sehnen sind normalerweise sehr widerstandsfähig und halten enorme Belastungen aus, bevor sie zerreißen. Bei jüngeren Menschen braucht es daher erhebliche Krafteinwirkungen, zum Beispiel im Rahmen von Unfällen, bevor die Rotatorenmanschette geschädigt wird. Je jünger ein Mensch ist, desto größer muss die Energie der plötzlichen Gewalteinwirkung von außen sein, um die Manschette an- oder gar abzureißen. Liegen dagegen degenerative Veränderungen vor, reicht ein deutlich geringerer Energieaufwand aus.

Leitsymptome sind Schmerzen und Kraftminderung

So unterschiedlich auch die Gründe für den Sehnenriss sein mögen, die Symptomatik ähnelt sich: Es treten Schmerzen auf, vor allem aber ist der Patient unfähig, den Arm über die Horizontale hinaus anzuheben. Der Abriss bzw. der Teilabriss der Supraspinatussehne führt dazu, dass der Arm zwar passiv – mit entsprechenden Schmerzen – nicht aber mehr aktiv über etwa 60° seitwärts angehoben werden kann. Dies ist auch dann – im Gegensatz zum reinen Impingement – nicht möglich, wenn eine Schmerzausschaltung durch eine Injektion erfolgt ist. Das liegt schlicht daran, dass der Kraftimpuls, der von dem sich anspannenden Muskel ausgeht, bei durchtrennter Sehne nicht auf das Gelenk übertragen werden kann.
Bei Verdacht auf eine Ruptur der Rotatorenmanschette werden verschiedene klinische Tests angewendet, um das Ausmaß der Schädigung festzustellen, so der Schürzenbindegriff oder der Nackengriff. Eine sichere Di-

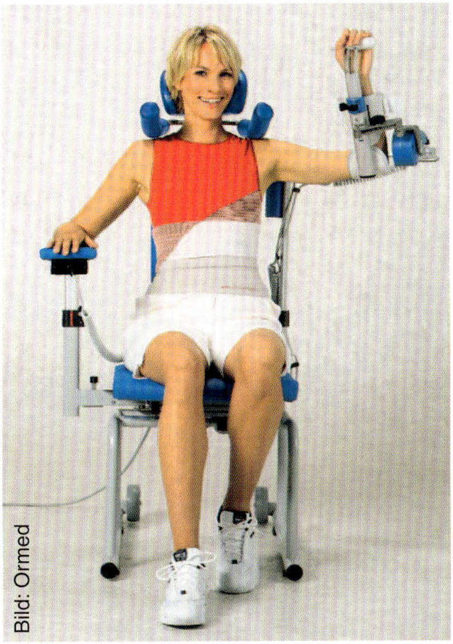

Mit der Artromot Bewegungsschiene lassen sich nach einer Schulteroperation anatomisch korrekte Bewegungsabläufe (PNF-Muster) durch synchronisierte Motoren sowie Eingabe der individuellen Behandlungswerte erzielen.

agnose ist aber erst durch eine Ultraschalluntersuchung und/oder eine Kernspintomographie möglich, mit deren Hilfe sich Ort und Ausmaß der Schädigung genau bestimmen lassen.

Die Therapie erfolgt je nach Lebenssituation

Genauso individuell wie die Umstände sind, unter denen eine Rotatorenmanschette reißt, genauso individuell hat die Therapie zu erfolgen. Sämtliche Behandlungsstrategien müssen sich grundsätzlich an den subjektiven Lebensbedingungen, dem Alter und den Ansprüchen und Erfordernissen der Betroffenen orientieren. Junge Menschen mit unfallbedingten Rissen sollten stets operativ behandelt werden und das so früh wie möglich. Bei ihnen ist von einem guten Sehnengewebe ohne Verschleißerscheinungen auszugehen; die Chance, dass sich eine schmerzfrei belastbare Schulter wiederherstellen lässt, ist bei ihnen sehr groß.

Bei älteren Patienten mit degenerativ vorgeschädigter Sehne besteht die Gefahr, dass aufgrund der schlechten Sehnenqualität eine Rekonstruktion nicht möglich oder nicht dauerhaft erfolgreich ist. Dies ist vergleichbar mit einem x-mal gewaschenen Lieblingskleid, dessen Riss zwar an einer Stelle „geflickt“ werden kann, welches aber umgehend an einer anderen Stelle erneut einreißen wird. In solchen Fällen sollten – zumal wenn die Lebensqualität nicht erheblich eingeschränkt ist – konservative Maßnahmen, wie eine intensive Physiotherapie, im Vordergrund der Behandlung stehen. Bei nachgewiesenen Vorschädigungen sollte eine Operation erst bei hohem Leidensdruck erwogen werden oder wenn sämtliche konservativen Therapiemethoden versagt haben.

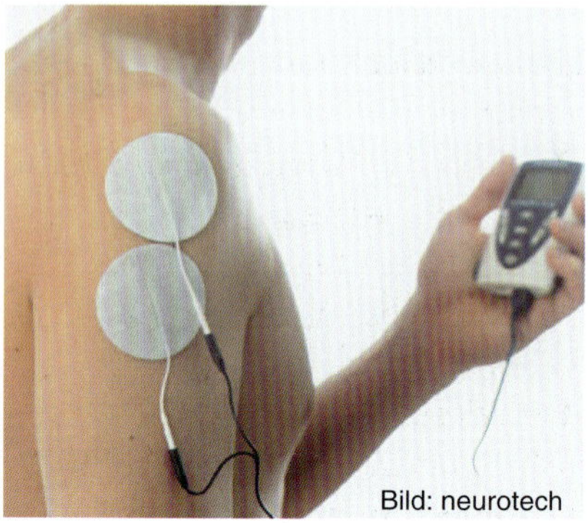

Bei der elektrischen Muskelstimulation EMS wird die Muskulatur über Hautelektroden zu Kontraktionen angeregt. Dies kann bei Muskelschwächen die Rehabilitation unterstützen.

Arthroskopische Operationen auf dem Vormarsch

Immer mehr Risse lassen sich heute – ohne offene Operation – rein arthroskopisch versorgen. Dabei wird die abgerissene Sehne über winzige Hautschnitte mithilfe kleinster Titananker wieder am Knochen fixiert. Größere Rissen lassen sich allerdings nicht so einfach wieder vernähen. Bei ihnen muss die Lücke zwischen den Sehnenstümpfen mit einem Patch (engl. Flicken) aus Fremdgewebe, überbrückt werden. Bisher war dies jedoch arthroskopisch nicht möglich. In diesen Fällen musste der Zugang zur „Mini-open-Technik“ erweitert werden, das heißt, der Operateur musste einen Hautschnitt von einigen Zentimetern legen. Dank einer neuen – vom Autor entwickelten Technik – können heute auch große, ausgefranste Risse der Supraspinatussehne arthroskopisch „geflickt“ werden. Das so genannte Collagene Repair Patch (Z-CRP) der Firma Zimmer, ein seit vielen Jahren in anderen Bereichen der operativen Medizin bewährtes zellfreies Sehnenersatzgewebe aus Schweinekollagen, wird bei einer Gelenkspiegelung in die Lücke platziert. Befestigt wird das „Sehnenpflaster“ über spezielle Anker, die bereits mit zwei Fäden armiert sind, so dass der ganze Eingriff für den Patienten keine große Belastung mehr darstellt. In jedem Fall sollten zusätzliche Störfaktoren, wie z. B. ein gleichzeitig bestehendes Impingement, mitbehandelt werden. Nur wenn besondere Bedingungen vorliegen, kann schon mal ein größerer operativer Eingriff erforderlich werden. Allerdings sollte – zumal bei älteren Patienten – erst nach Ausschöpfung aller konservativen Therapiemöglichkeiten operiert werden.

Rehabilitation gehört immer dazu

Unabhängig von der Art der Operation muss nach allen Sehnenrekonstruktionen eine recht aufwändige Rehabilitation erfolgen. Zunächst braucht die Sehne Ruhe, um am Knochen festheilen zu können. Dies wird durch spezielle Kissen oder Bandagen erreicht. Frühzeitig müssen aber unter Anleitung eines geschulten Physiotherapeuten passive Bewegungsübungen durchgeführt werden. Diese Übungen belasten die Nahtstelle nicht, bewirken aber, dass die Schulter beweglich bleibt. Nach einigen Wochen kann das Gelenk nach einem entsprechenden Belastungsplan wieder aktiv bewegt werden. Bis eine intensive Rehabilitation mit Krafttraining möglich ist, können jedoch bis zu drei Monate vergehen.

Der Riss der Rotatorenmanschette stellt eine ernsthafte Erkrankung dar. Ziel der Behandlung ist es, wieder einen möglichst natürlichen Zustand zu erreichen. Je nachdem, in welchem Zustand sich das Sehnengewebe befindet, ist dieses zwar nicht immer hundertprozentig möglich. In der Regel gelingt es aber mithilfe moderner Operationsmethoden, die Gelenkanatomie wieder so herzustellen, dass eine ausreichende Muskelfunktion gewährleistet ist. Dies ist der beste Weg, einer drohenden Arthrose vorzubeugen.

Was ist, wenn ...

... die Bizepssehne erkrankt?

Jochen H. war trotz seiner 44 Jahre noch immer ein leidenschaftlicher Handballer und freute sich jeden Freitag auf das Training mit seiner Alte-Herren-Mannschaft.

Doch seit seinem Sturz vor ein paar Wochen wollten ihm seine gefürchteten Schmetterbälle nicht mehr gelingen. Ihm fehlte die Kraft. Als er dann zufällig an den Oberarm griff, stellte er beim Anspannen des Muskels eine Delle fest. Erschrocken ging er zu seinem Orthopäden.

Die Untersuchung bestätigte den Verdacht auf einen Riss bzw. Anriss der langen Bizepssehne. Die anschließend durchgeführte Kernspintomographie bewies dann, dass die Bizepssehne an ihrem Ansatz im Bereich der Schulterpfannenlippe ausgefranst war, eine so genannte SLAP-Läsion.

Verschiedene Typen der SLAP-Läsion

Läsion der oberen Pfannenlippe im Bereich des Bizepssehnenansatzes

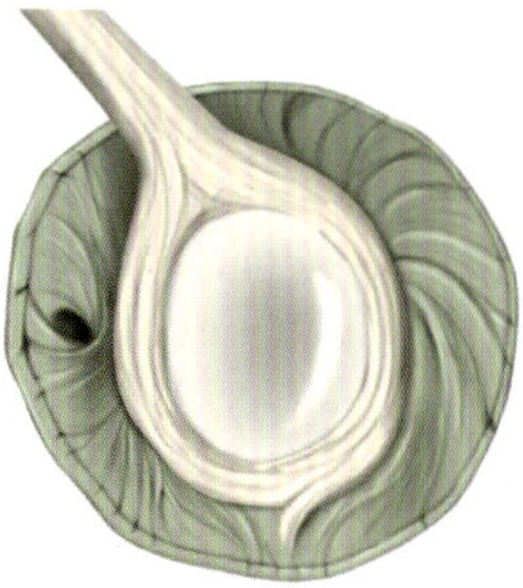

Normalzustand

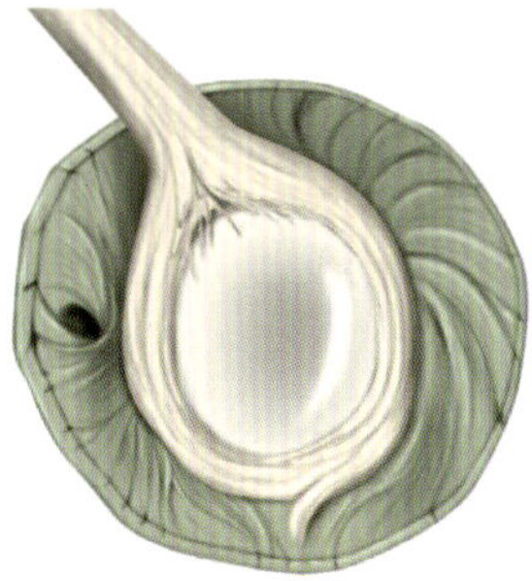

Typ I: Auffaserung am Ansatz der Bizepssehne

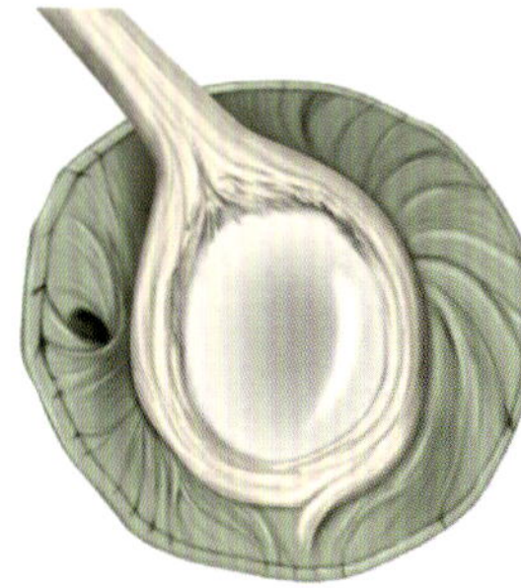

Typ II: Einriss in der Pfannenlippe

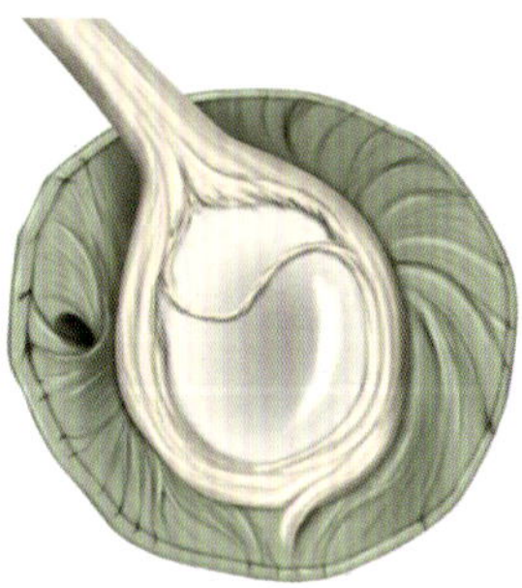

Typ III: Korbhenkelriss der Pfannenlippe

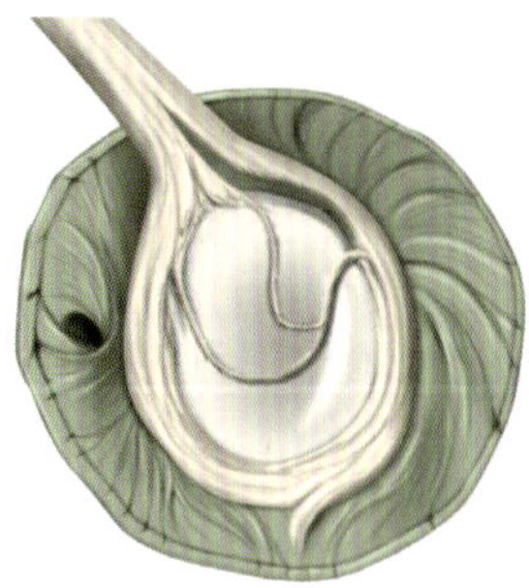

Typ IV: Der Riss reicht bis in die Bizepssehne.

Eine SLAP-Läsion sind Ein- und Anrisse im Bereich des Ansatzes der Bizepssehne, die besonders häufig bei Sportlern mit Wurfbelastungen auftreten. Auch ein Sturz auf den ausgestreckten Arm oder ein unerwarteter Zug auf die bereits gespannte Sehne können dazu führen, dass im Bereich des Bizepssehnenansatzes die Pfannenlippe (Labrum glenoidale) ausfranst und sich die Sehne ablöst. Oft treten solche Veränderungen nicht isoliert auf, sondern mit Defekten der Rotatorenmanschette oder anderen Instabilitäten. Dies ist bei der Therapie immer mit zu berücksichtigen.

Die Diagnose einer SLAP-Läsion ist heikel. Selbst im Kernspintomogramm lässt sie sich bisweilen nicht exakt darstellen, so dass die endgültige Diagnose erst bei einer Gelenkspiegelung gestellt werden kann. Eine ausgerissene Bizepssehne wird heute bei jüngeren Patienten in der Regel im Rahmen einer arthroskopischen Operation wieder befestigt. Dies kann mit Durchzugsnähten oder Fadenankern erfolgen. Postoperativ muss sich der Patient schonen. Der Arm darf zunächst nicht belastet werden. Die Schulter sollte durch eine gezielte Krankengymnastik mobilisiert werden, bevor die Belastung langsam gesteigert wird. So gelingt es in der Regel, die Schulter wieder für die alltäglichen Belastungen fit zu machen. Oft kann der Betroffene später wieder Sport betreiben. Bei älteren Menschen, die keine hohen Ansprüche an die Schulterbelastbarkeit stellen, wird man zunächst konservativ therapieren; sollte sich ein Erfolg nicht einstellen, muss man auch hier eine operative Revision in Erwägung ziehen.

Nicht nur Risse, sondern jede krankhafte Veränderung der Bizepssehne tritt nicht isoliert auf, sondern zumeist in Zusammenhang mit Schädigungen der Rotatorenmanschette bzw. im Rahmen eines Impingements. Manchmal kann eine chronisch entzündlich veränderte Bizepssehne Ursache für nicht erklärbare Schulterschmerzen sein. Eigene Untersuchungen des Autors haben ergeben, dass sich in diesen Fällen die Schmerzen hoch signifikant bessern lassen, wenn man die deutlich degenerativ-entzündlich veränderte Bizepssehne durchtrennt. Dadurch können auch bei konservativ ausbehandelten Schulterschmerzen die Beschwerden noch deutlich reduziert und gleichzeitig die Beugekraft im Ellbogen gesteigert werden.

Was ist, wenn ...

... die Schulter verkalkt?

Eine weitere Erkrankung der Schulter kann im Rahmen eines Impingement-Syndroms entstehen. Bei dieser als Kalkschulter oder Tendinosis calcarea bezeichneten Veränderung kommt es aus bisher noch nicht völlig geklärten Gründen zu einer Ablagerung von Kalkdepots in den Sehnenansätzen der Rotatorenmanschette. Es könnte hierbei sowohl ein ursächlicher Zusammenhang zum beengten Schulterdach als auch zu einer anlagebedingten verminderten Durchblutung in diesen bestimmten Sehnenanteilen bestehen. Allerdings ist die Kalkschulter keine typische Alterserscheinung, sondern stellt ein eigenständiges Krankheitsbild dar, von dem vorwiegend Frauen im vierten und fünften Lebensjahrzehnt betroffen sind.

Spontanheilung oder chronisches Leiden – beides ist möglich

Kalkablagerungen bleiben oft längere Zeit unbemerkt. Von einer gewissen Größe an machen sich die Kalkdepots jedoch durch Schmerzen bemerkbar. Anfangs treten diese nur bei bestimmten Bewegungen auf, vor allem bei typischen Überkopftätigkeiten oder bei Drehbewegungen. Zunehmend kommen dann aber auch Ruheschmerzen dazu, die vor allem nachts besonders quälend sein können. Gelegentlich kann es zu akuten, heftigen Schmerzattacken kommen, wenn sich die Kalkdepots spontan entleeren. Wechselnde Schmerzen mit akuten Verschlimmerungen sind typisch für die Kalkschulter. Eine Prognose über den weiteren Verlauf ist meist nicht möglich. Eine spontane völlige Rückbildung der Kalkablagerungen ist ebenso möglich wie die hoch akute, entzündliche Auflösung oder die Ausbildung einer chronischen Kalkschulter.

Das Röntgenbild liefert den Beweis

Symptomatik und klinische Untersuchung lassen bereits eine erste Diagnose zu. Sie wird erhärtet durch das Röntgenbild, in dem sich die Verkalkungen deutlich abzeichnen. Zwischen der Größe der Kalkdepots und

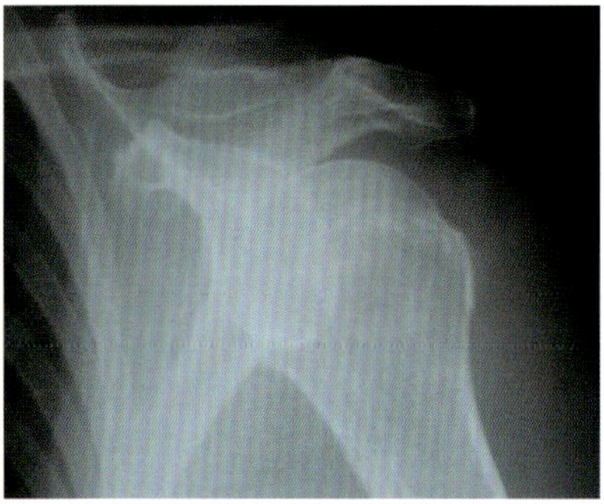
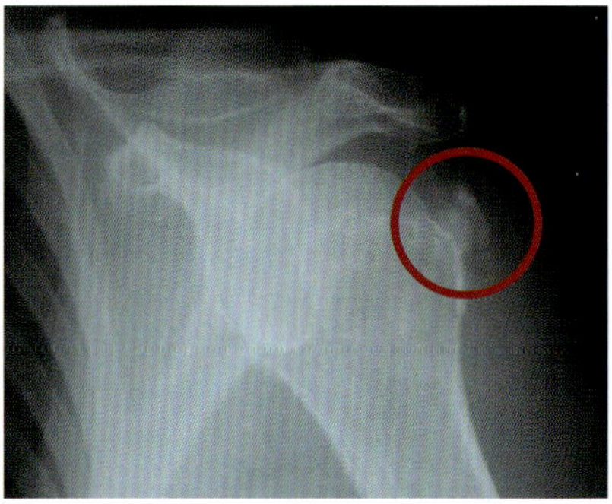

Im Röntgenbild (rechts) deutlich sichtbare Kalkablagerung in der Rotatorenmanschette

Bei der Stoßwellentherapie werden die Kalkdepots mittels hochfrequenter Schallwellen zertrümmert.

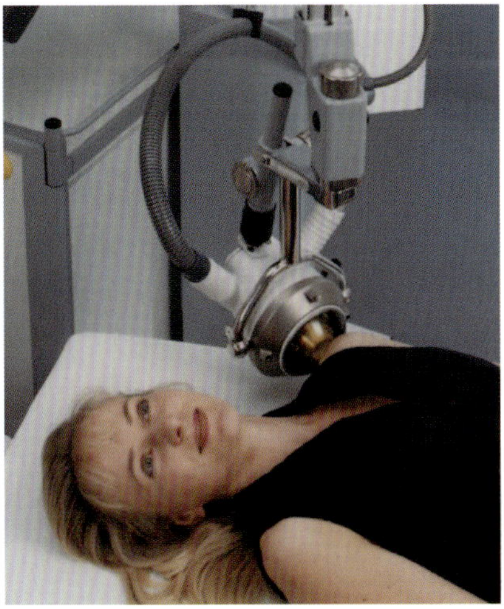

dem Ausmaß der Schmerzen besteht kein unmittelbarer Zusammenhang. Die Therapie der Kalkschulter wird zunächst konservativ erfolgen. Der behandelnde Arzt versucht, die Schmerzen mit Eispackungen, entzündungshemmenden Medikamenten oder Spritzen an den Kalkherd zu lindern. Auch eine Ultraschall- oder Elektrotherapie kann eingesetzt werden, um den Stoffwechsel so weit zu stimulieren, dass im günstigsten Fall die Verkalkungen wieder abgebaut werden. Seit einigen Jahren nutzt man die Erkenntnisse, die bei der Behandlung etwa von Nierensteinen mit der Stoßwellentherapie gewonnen wurden, auch für die Behandlung der Kalkschulter. Durch diese besondere Form der Schall-Druckwellen gelingt es in vielen Fällen, die Kalkdepots aufzulösen. All diese Maßnahmen sollten von einer intensiven krankengymnastischen Bewegung der Schulter begleitet werden. Meist gelingt es dann mithilfe der konservativen Therapie, die Schmerzsymptomatik so weit unter Kontrolle zu bekommen, dass sich die Patienten wieder schmerzfrei bewegen können. Manchmal bilden sich die Kalkablagerungen auch ohne Therapie von allein zurück. Allerdings lässt sich nie voraussagen, ob überhaupt, und wenn ja, in welchem Zeitraum dies erfolgt.

Arthroskopische Operation bringt Hilfe

Bei einigen Patienten schlägt keine Therapie an, keine Maßnahme zeigt bei ihnen eine Wirkung. In solchen Fällen ist eine Operation angebracht. Selbstverständlich wird heute der arthroskopische Zugang gewählt. Ohne große Schnitte und bei minimaler Belastung der Patienten kann die Sehne vorsichtig angeritzt und der austretende Kalk abgesaugt werden. Liegt der Kalk weniger als zusammenhängendes Depot in der Sehne, sondern verteilt sich mehr diffus im Gewebe, wird er „geneedelt“, das heißt mit fei-

! Was sind Stoßwellen?

Stoßwellen sind eine besondere Form von hochfrequenten, gebündelten Druckwellen, wie sie etwa beim Gewitterdonner, bei einem Pistolenschuss oder dem Knallen eines Sektkorkens auftreten. Bei der Stoßwellentherapie wird diese gebündelte Energie über ein Kontaktgel auf der Haut in den Körper eingebracht und der Stoffwechsel besonders an den Stellen erhöht, wo Gewebe unterschiedlicher Dichte aufeinander treffen. Dadurch werden die Selbstheilungskräfte des Körpers stimuliert, die schmerzhaften Kalkablagerungen abzubauen und chronische oder subchronische Entzündungen zu heilen.

Man unterscheidet zwei Arten von Stoßwellentherapie:
Die Extrakorporale Stoßwellentherapie (ESWT) nutzt hochenergetische Wellen, die stark gebündelt auf einen Punkt platziert werden können. Diese Zufuhr von hoher Energie wird als schmerzhaft empfunden. Damit sich nun die Patienten nicht unwillkürlich zur Schmerzvermeidung unter der Stoßwelle bewegen, wird die zu behandelnde Stelle zuvor betäubt.
Bei der Radialen Stoßwellentherapie sind die Druckwellen von niedrigerer Energie. Sie breiten sich flächig im Gewebe aus. Der Patient benötigt meist keine Betäubung.
Beide Verfahren sind – da es sich ja um Schallwellen handelt – mit einer deutlichen Geräuschentwicklung verbunden. Mit beiden Methoden können schon nach wenigen Sitzungen die Beschwerden verschwinden oder zumindest deutlich reduziert werden.

nen Nadeln angeritzt. Dadurch wird ein Reparaturvorgang in Gang gesetzt; Blutgefäße sprießen vermehrt und bewirken, dass im Laufe der nächsten Wochen die Kalkspritzer abgebaut und resorbiert werden.
In welcher Form die Verkalkungen auch immer vorlagen und welche Operationsmethode angewendet wurde, eine Frühmobilisation muss bereits am Tag nach dem Eingriff erfolgen. Eine anschließende krankengymnastische Behandlung sichert den Operationserfolg und sollte konse-

quent durchgeführt werden. Wie Nachuntersuchungen ergaben, sind etwa 90 Prozent der operierten Patienten mit dem Ergebnis zufrieden, sowohl was die Beweglichkeit als auch was die Schmerzempfindung betrifft.

Was ist, wenn ...
... die Schulter auskugelt?

Bei der Ver- oder Ausrenkung (Luxation) des Schultergelenks handelt es sich um eine der häufigsten Sportverletzungen. Sie tritt vor allem bei Wurfsportarten mit Körperkontakt (Handball oder Rugby), aber auch bei Ski- oder Fahrradunfällen auf. Verursacht wird sie häufig durch eine hebelnde Bewegung des Oberarmes verbunden mit einer Außendrehung. Im Gegensatz zu den bisher beschriebenen Schultererkrankungen betrifft die Verrenkung das Schultergelenk im engeren Sinne.

Wie im Kapitel über Aufbau und Funktion der Schulter bereits beschrieben, ist das Schultergelenk das beweglichste Körpergelenk ohne ausgeprägte Stabilität zwischen dem großen Oberarmkopf und der relativ kleinen, flachen und steil stehenden Gelenkpfanne. Bei einer plötzlichen Krafteinwirkung kann es daher zum Auskugeln des Gelenkkopfes aus der Pfanne kommen. Fast immer springt der Kopf dabei nach vorne und unten heraus. Je nach Krafteinwirkung können gleichzeitig noch weitere Strukturen in Mitleidenschaft gezogen werden. So kann entweder die

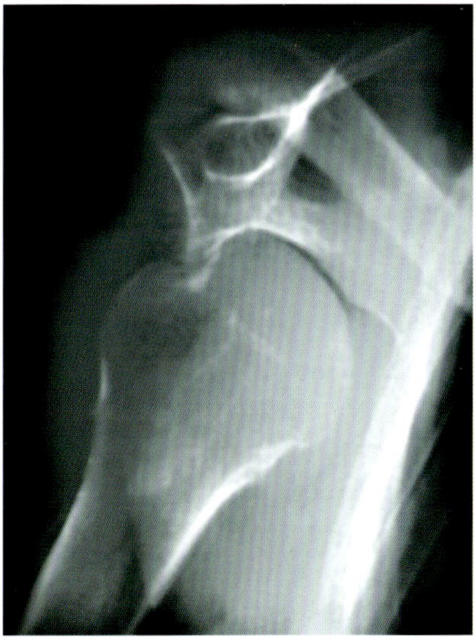

Das Röntgenbild zeigt den nach vorne unten abgewichenen Oberarmkopf bei einer Schulterluxation.

Luxation (Auskugeln) des Schultergelenks

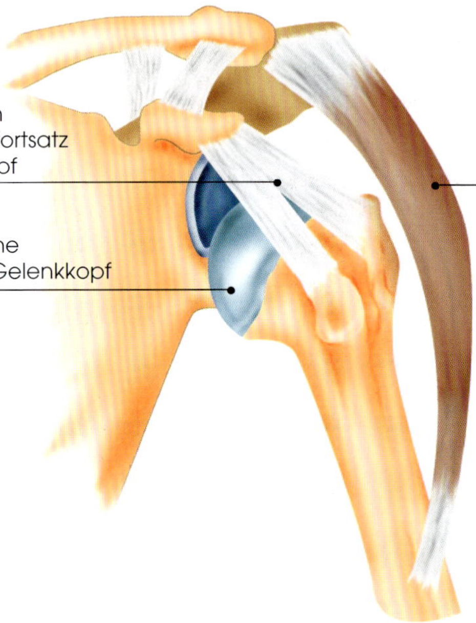

Gelenklippe verletzt werden, können Bänder oder die Gelenkkapsel zerreißen oder gar Knochen brechen.

Schulterverrenkungen gibt es auch ohne Unfall

Bei manchen Menschen kugelt der Gelenkkopf schon bei einer äußerst geringen Beanspruchung aus, ohne dass eine entsprechende Gewalteinwirkung stattgefunden hätte. In diesen Fällen spricht man von einer „atraumatischen" oder „habituellen“ Luxation. Zu ihr kann es kommen, wenn eine besonders weite Gelenkkapsel mit einer schlaffen Bandführung vorliegt. Eine solche Kapsel kann sowohl angeboren als auch erworben sein, etwa nach wiederholt aufgetretenen Verrenkungen. Besonders gefährdet sind Hochleistungssportler, Handballer, Volleyballer und Baseballer, aber auch Speerwerfer, bei denen oftmals eine chronische Überbeanspruchung der Schulter vorliegt.

Starke Schmerzen kennzeichnen die Schulterluxation

Bei der akuten Schulterverrenkung handelt es sich – wie der Name schon sagt – um einen akuten, äußerst schmerzhaften Vorgang, bei dem Beweglichkeit und Belastbarkeit der Schulter eingebüßt werden. Nach der Erstversorgung mit Ruhigstellung und Kühlung sollte so schnell wie möglich ein Facharzt aufgesucht werden. Auch dem geübten Orthopäden ist es oftmals unmöglich, eine luxierte Schulter aufgrund der Schmerzen des Patienten genauer zu untersuchen. In vielen Fällen ist aber die veränderte Gelenkkontur auf den ersten Blick sichtbar und eine regelrechte Delle anstelle des Gelenkkopfes zu ertasten. Wichtig: Durchblutung und Nervenfunktion des betroffenen Armes müssen kontrolliert werden, da bei einer Luxation unter Umständen auch Gefäße und Nerven geschädigt werden können.

Erst das Röntgenbild macht die Fehlstellung der Gelenkpartner sichtbar und gibt Aufschluss über eventuelle knöcherne Verletzungen. Manchmal ist – insbesondere bei Verdacht auf begleitende Weichteilverletzungen – eine Kernspintomographie notwendig, um Art und Ausmaß der Verletzung exakt zu bestimmen.

Schon Hippokrates renkte Schultern wieder ein

Eine Schulterluxation sollte in jedem Fall so schnell wie möglich wieder eingerenkt (reponiert) werden. Ohne ein starkes Schmerzmittel oder eine Kurznarkose ist dies nicht möglich. Es gibt verschiedene Einrenkungstechniken, die alle auf dem gleichen Prinzip beruhen: Zug am Oberarm und Drehung nach außen bewirken, dass der Gelenkkopf wieder an seinen angestammten Platz zurückspringt. Diese Technik wandte schon der griechische Arzt Hippokrates vor mehr als 2000 Jahren an. Bei einer habituellen Luxation ist das Einrenken meist recht einfach. Manche Patienten können sich auch mit einer bestimmten Bewegung selber wieder einrenken. Anschließend ist eine – je nach Verletzungsausmaß – mehr oder weniger lange Ruhigstellung mit einem speziellen Verband erforderlich.

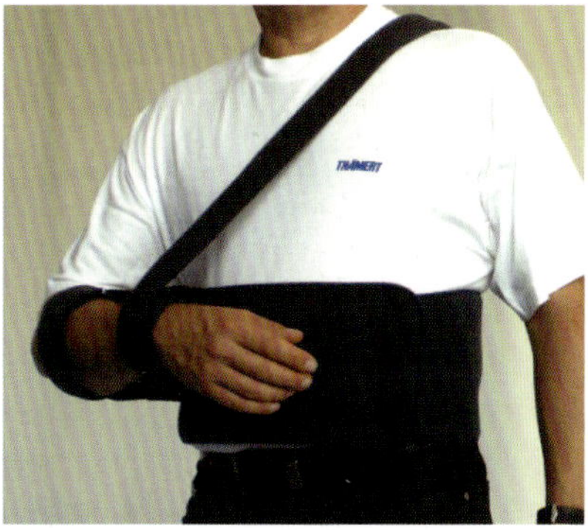

Foto: Thämert

Schulterschlinge (Orthese) für die Zeit nach der Operation – entwickelt von Dr. Kunz und der Firma Thämert

Ohne Nachbehandlung kein Behandlungserfolg

Nach einer ersten Phase der Ruhigstellung schließt sich eine intensive krankengymnastische Nachbehandlung an. Dadurch sollen die Muskulatur gestärkt und die Koordination verbessert werden, um die Stabilität des Gelenks wiederherzustellen und erneuten Ausrenkungen vorzubeugen. Im Einzelfall können durchblutungsfördernde Maßnahmen diesen Prozess beschleunigen. Unter Umständen ist es sehr förderlich, bestimmte Sportarten zu meiden oder bestimmte Aktivitäten im täglichen Leben zu ändern. Auch ein defensiveres sportliches Verhalten kann vor weiteren Verletzungen schützen.

Arthroskopische Operationen stabilisieren die Schulter

Zu dem oben beschriebenen therapeutischen Vorgehen hat es bis vor kurzem keine echte Alternative gegeben. Heute tendiert man bei einer unfallbedingten Luxation, zumal bei jüngeren Patienten, zu einer primär operativen – sprich arthroskopischen – Behandlung der Verrenkung. Dabei können alle verletzten Strukturen sofort rekonstruiert werden. Auch nach mehrfachen Verrenkungen habitueller Art wird man eine Operation in Erwägung ziehen, um möglichen Folgeschäden, wie einer Arthrose, vorzubeugen. Mit den derzeit zur Verfügung stehenden Methoden ist es sehr wahrscheinlich, dass die Stabilität der Schulter dauerhaft wiederhergestellt werden kann. Heute weiß man, dass die Reluxationsrate deutlich abhängig ist vom Alter der Betroffenen. Je jünger ein Patient, desto wahrscheinlicher ist es, dass er nach einer konservativen Therapie eine instabile Schulter behält. So liegt bei unter 30-Jährigen die statistische Wahrscheinlichkeit für eine Reluxation bei etwa 85 Prozent, bei 60- bis 70-Jährigen lediglich bei fünf Prozent. Vor allem jüngeren Patienten mit Schulterluxationen wird deshalb empfohlen, sich auf eine Operation einzulassen. Je nach Lebensumständen, sportlicher oder beruflicher Aktivität und Art der Begleitverletzung wird man auch bei älteren Patienten eine operative Revision durchführen.

Auch größere Eingriffe sind möglich

Bei diesen operativen Eingriffen zur Behandlung der Schulterverrenkung handelt es sich um Arthroskopien (Gelenkspiegelungen), bei denen über minimale Hautschnitte die normale Anatomie der Schulter wiederhergestellt werden kann. Die häufigsten Operationsmethoden sind die so genannten Kapselplastiken, bei denen die ausgeleierte Gelenkkapsel gestrafft und eventuell abgerissene Bänder genäht werden. Ein Schrumpfen (Shrinking) der ausgeleierten Kapsel kann zudem durch die Anwendung von Laserenergie erfolgen. Dadurch lassen sich die Operationsergebnisse mitunter noch verbessern. Ist es zu einem Abriss der Gelenklippe gekommen – der so genannten Bankert-Läsion – können die abgesprengten Teile mit speziellen Titanpins oder Fadenankern wieder an die ursprünglichen Stellen angeheftet werden, womit wieder optimale Verhältnisse für eine belastungsfähige Schulter geschaffen werden. Bei umfangreicheren Defekten ist eine Vergrößerung der Gelenkpfanne mit Hilfe von körpereigenen Knochenspänen (aus dem Beckenkamm) erforderlich. Bei sehr ausgedehnten Verletzungen oder nach vielen vorausgegangenen Verrenkungen ist es auch heute noch erforderlich, einen offenen Operationszugang zu wählen, der eine exakte Rekonstruktion der Schulteranatomie ermöglicht.

Sport erst wieder nach einigen Monaten

Die operative Revision macht eine sorgfältige Nachbehandlung nicht überflüssig. Auch hier muss nach einer Zeit der Ruhigstellung von etwa zwei bis drei Wochen ein intensives krankengymnastisches Übungsprogramm durchlaufen werden, ähnlich wie bei der konservativen Behandlung. Dauer der Arbeitsunfähigkeit und der Belastungsaufbau können individuell sehr verschieden sein. Auf eine sportliche Belastung sollte der Patient für rund drei Monate verzichten, Kontakt- und Wurfsportarten sollten für sechs Monate tabu sein, um das Gelenk nicht erneut zu gefährden.

Was ist, wenn ...

... die Schulter versteift?

Bei einer Schulter, die – aus welchen Gründen auch immer – eine Zeit lang stillgelegt ist und wenig oder gar nicht bewegt wird, schrumpfen die Gelenkkapsel sowie die umgebenden Bänder und Sehnen sehr schnell, was rasch zu einem erheblichen Verlust an Beweglichkeit führt. Trotzdem kommen noch immer Patienten in die Praxis, die ihre Schulter seit Wochen mit dem Dreieckstuch (die „Mitella", die auch als „Leichentuch der Schulter" bezeichnet wird) ruhig stellen. Das ist der beste Weg, eine schmerzende Schulter endgültig gebrauchsunfähig zu „behandeln", denn: Eine Ruhigstellung der Schulter sollte immer nur so kurz wie irgend möglich erfolgen.

Neben dieser sekundären Einsteifung der Schulter aufgrund anderer Vorerkrankungen gibt es auch ein eigenständiges Krankheitsbild, bei dem es ohne vorhergehende Ruhigstellung zu einer zunehmenden Einsteifung der Schulter kommt. Diese Erfahrung musste auch Helga P., eine 48-jährige Hausfrau, machen, die die zunehmenden Schmerzen in ihrer rechten Schulter zunächst auf das Alter und die Wechseljahre schob. Nach einiger Zeit ließen die Schmerzen wieder nach, dafür bekam sie aber den rechten Arm nicht mehr hoch. Sie konnte sich weder kämmen noch ihre Halskette schließen. Der Orthopäde, den sie aufsuchte, diagnostizierte nicht nur eine Schultersteife, sondern schickte sie auch zum Zuckertest bei ihrem Internisten. Und in der Tat: Es wurde ein bisher nicht bekannter Diabetes bei Frau P. festgestellt.

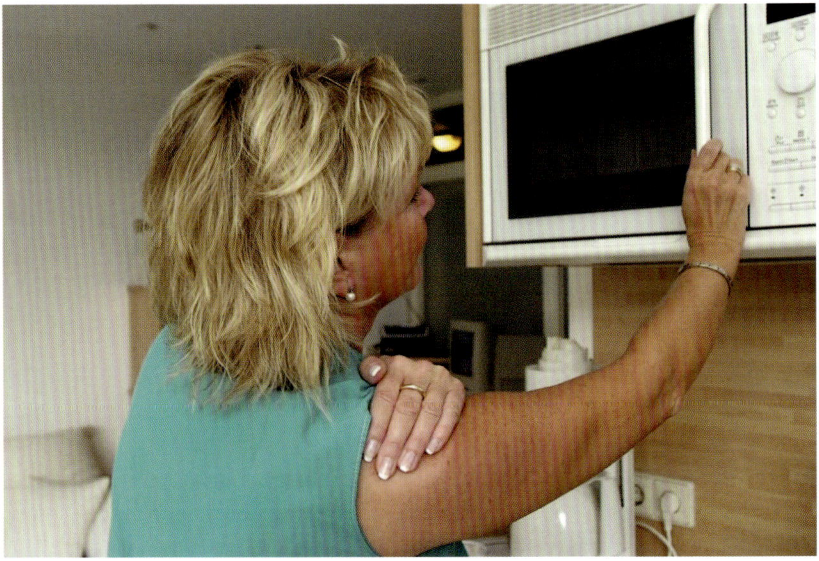

Veränderung an der Gelenkkapsel bei der Schultersteife

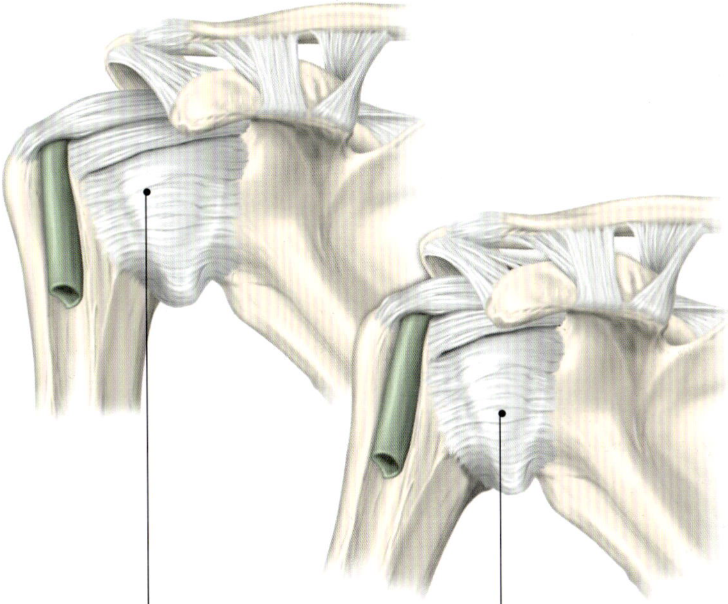

Die als Primäre Schultersteife (englisch: „frozen shoulder") bezeichnete Erkrankung ist bei Diabetikern überdurchschnittlich häufig und betrifft vorwiegend Frauen zwischen 40 und 60 Jahren. Die eigentliche Ursache dieser in typischen Phasen über zwei bis drei Jahre verlaufenden Krankheit ist bisher nicht genau bekannt. Sie ist aber stets mit einer unspezifischen Entzündung der Gelenkschleimhaut und der Kapselstrukturen verbunden.

Erst schmerzt die Schulter, dann versteift sie

Im Vordergrund der Symptomatik stehen anfangs zunehmende Schmerzen, die besonders nachts sehr quälend sein und sich bis zur Unerträglichkeit steigern können. Aufgrund der Entzündung kommt es zu Verklebungen und Verwachsungen, die Gelenkkapsel schrumpft. Nach einigen Wochen beginnt eine – für die meisten Patienten zunächst kaum wahrnehmbare, weil zunächst noch kompensierte, dann aber deutlich zunehmende – Bewegungseinschränkung. So bereitet das Haarekämmen nicht nur Schmerzen, auch der Arm kann nicht mehr richtig hochgehoben werden. Diese verminderte Beweglichkeit wird von einer deutlichen Abnahme der Schmerzen begleitet. Wenn die Entzündung nach einiger Zeit „ausgebrannt" ist, geht die Schultersteife in ihr drittes Stadium über: Die Schmerzen sind verschwunden, aber die Schulter ist völlig eingesteift und in ihrer Beweglichkeit eingefroren. Sie kann auch passiv durch den untersuchenden Arzt nicht mehr bewegt werden.

Nach Monaten, manchmal auch erst nach zwei bis drei Jahren, dehnt sich die Gelenkkapsel allmählich wieder aus und die Krankheit verschwindet von allein. Am Ende ist die Schulter meist sogar wieder normal beweglich.

Die Basis der Therapie: Medikamente und Krankengymnastik

Auch wenn die Erkrankung einen prinzipiell guten Verlauf nimmt, stellt sie sowohl für die Betroffenen als auch die behandelnden Ärzte eine große Belastung dar. Die Patienten können nicht verstehen, warum sie „nur" ein Schmerzmittel erhalten; für die Ärzte ist es oft schwer, das Leid ihrer Patienten ohnmächtig mit ansehen zu müssen.

Natürlich gibt es auch für die Schultersteife Behandlungsmöglichkeiten, aber der Verlauf der Erkrankung kann (bisher) mit keiner Methode abgekürzt werden: Nur die Schmerzen selbst können vermindert werden. Basis einer vertrauensvollen Arzt-Patient-Beziehung ist daher eine ausführliche Aufklärung über Art und Verlauf der Erkrankung. Im Anfangsstadium ist eine konsequente, ausreichend hoch dosierte medikamentöse Behandlung der Schmerzen und der Entzündung unbedingt erforderlich, die mit unterschiedlichen Wirkstoffen erfolgen kann. In Frage kommen primär nicht steroidale Antirheumatika (z. B. Voltaren®, Diclac®, Relifex® u.a.) oder COX-2-Hemmer (z. B. Celebrex®). Krankengymnastik – soweit Patienten sie tolerieren – soll die Beweglichkeit möglichst erhalten.

Operation erst im zweiten Stadium

Im zweiten Stadium mit nachlassenden Schmerzen kommt einer konsequent durchgeführten Krankengymnastik die größte Bedeutung zu. Ziel muss es jetzt sein, die verbliebene Beweglichkeit zu erhalten bzw. wieder zu steigern. Führen diese Maßnahmen nicht zum erhofften Erfolg und steift die Schulter trotzdem immer weiter ein, kann in dieser Phase mit einer arthroskopischen Operation versucht werden, die narbigen Strukturen zu lösen. Durch einen solchen Eingriff kann die Beweglichkeit im Gelenk erheblich verbessert werden, der Gesamtverlauf wird aber auch dadurch nicht verkürzt. Auch nach der Arthroskopie ist eine konsequente krankengymnastische Nachbehandlung für den Operationserfolg unabdingbar. Aktives und passives Durchbewegen und Dehnen der Muskulatur müssen über die gesamte Krankheitsdauer beibehalten werden und erfordern von den Betroffenen ein hohes Maß an Geduld und Durchhaltevermögen. Doch sie können gewiss sein: Irgendwann wird die Schulter wieder völlig normal sein.

Was ist, wenn ...
... Rheuma die Schulter befällt?

Rund zehn bis zwölf Millionen Deutsche leiden unter rheumatischen Beschwerden. Diese sind meistens durch einen verstärkten Verschleiß der betroffenen Gelenke bedingt und enden in einer Zerstörung zunächst des Knorpels und dann des ganzen Gelenks. Von dieser so genannten Arthrose sind Veränderungen zu unterscheiden, die vorwiegend durch entzündliche Prozesse verursacht werden. An der Entstehung dieser auch als Chronische Polyarthritis oder Rheumatoide Arthritis bekannten Erkrankung spielen wahrscheinlich Immunprozesse eine entscheidende Rolle. Sie kann bereits bei Kindern und Jugendlichen auftreten. Auch hier steht am Ende die völlige Zerstörung der betroffenen Gelenke.

Rheuma: an der Schulter seltener als an anderen Gelenken

Eine Arthrose befällt vorwiegend die Gelenke der Wirbelsäule, der Hüften und der Knie. Sie kann nach chronischer, einseitiger Über- oder Fehlbelastung (z. B. bei Leistungssport in den Wurfdisziplinen oder bei beruflicher Dauerbeanspruchung) auch an der Schulter auftreten. Eine Polyarthritis mit Schulterbefall ist dagegen relativ selten und tritt meist erst in spä-

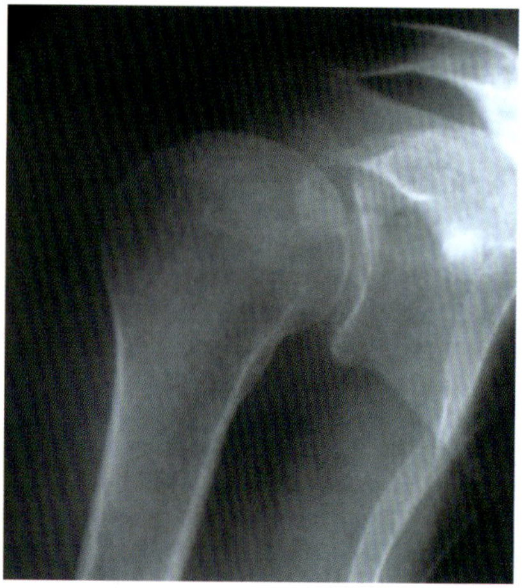

Dies Röntgenbild zeigt deutliche Hinweise auf eine Arthrose: Der Oberarmkopf steht hoch, der Gelenkspalt ist verschmälert, die Gelenkfläche von „Löchern" zerfressen.

teren Stadien der Erkrankung auf. Schmerzhafte Schwellungen und eine verminderte Beweglichkeit sind zunächst an Händen und Fingern zu beobachten. Sie bestimmen überwiegend das Beschwerdebild der Patienten im Bereich der oberen Extremität. Bewegungseinschränkungen im Schultergelenk können oft lange Zeit durch den Einsatz angrenzender Gelenke kompensiert werden.
Für diese Erkrankung sind Schmerzattacken typisch, die kommen und wieder gehen: Da der Schleimbeutel im Raum unter der Schulterblatthöhe fast immer mitbeteiligt ist, geschieht auch dies meist im Rahmen eines Impingements. Häufig ist auch die Bizepssehne entzündet, bevor die rheumatischen Veränderungen das AC-Gelenk zwischen Schlüsselbein und Schulterblatthöhe und das Schultergelenk erfassen. In späteren Stadien bemerken die Patienten einen erheblichen Kraftverlust. Häufig ist er begleitet von einer schon äußerlich deutlich sichtbaren Verkümmerung der entsprechenden Muskulatur.

Minimalinvasive Techniken auch an der Schulter erfolgreich

Eine Darstellung der vielfältigen konservativen Behandlungsmöglichkeiten sowohl der Arthrose als auch der Chronischen Polyarthritis würde den Rahmen dieses Buches sprengen. Jedoch sollen die modernen operativen Möglichkeiten an der Schulter kurz vorgestellt werden, da hierüber in der Bevölkerung und auch unter Ärzten noch immer zu wenig bekannt ist. Die Angst vor einem weiteren Funktionsverlust verhinderte lange, dass sich operative Methoden etablierten. Dies hat sich erst mit der Entwicklung der arthroskopischen Technik und neuer Möglichkeiten des Gelenkersatzes geändert. Die minimalinvasive Schulterchirurgie konnte auf vielfache Erfahrungen zurückgreifen, die über Jahrzehnte an anderen großen Gelenken gewonnen wurden. Der anfängliche Rückstand wurde so schnell aufgeholt und heute sind spezielle operative Eingriffe an der Schulter selbstverständlich.

Am Ende wartet die Endoprothese

Ein Behandlungsprinzip bei der rheumatischen Schulter ist die Entfernung der aufgequollenen und entzündlich veränderten Gelenkinnenhaut (Synovia). Diese Synovektomie wird in der Regel arthroskopisch durchgeführt und bietet sich als Therapie an, wenn die entzündlichen Prozesse noch auf die Weichteile (Gelenkschleimhaut, Gelenkkapsel) beschränkt sind und Knorpel und Knochen noch nicht geschädigt haben. Alternativ kann auch eine Beseitigung der Gelenkinnenhaut mit Hilfe radioaktiver Substanzen erfolgen (so genannte Radiosynoviorthese). Erfolgt diese Eindämmung der Gelenkschleimhaut in den Frühstadien der Erkrankung, kann damit bei fast drei Viertel aller Betroffenen eine langanhaltende Besserung der Symptomatik erreicht werden.

Nach dem heutigen Stand medizinischer Forschung lassen sich weder die Arthrose noch eine Polyarthritis heilen, sondern allenfalls in ihrem Verlauf verlangsamen. Wenn die Krankheiten lange genug bestehen, kommt es früher oder später zu einer Zerstörung des Gelenks, inklusive Knorpel und Knochen. Die Folge: ausgeprägte, oft unerträgliche Schmerzen und vielfach völlige Unbeweglichkeit. Selbst hoch dosierte Schmerzmittel bringen in diesem Stadium keine Linderung mehr. Spätestens jetzt ist der Ersatz des zerstörten Gelenks durch eine Endoprothese erforderlich.

Was ist, wenn ...

... bei Unfällen die Schulter verletzt wird?

Die Schulter ist aufgrund ihrer relativen Instabilität stark verletzungsgefährdet. Als eine typische Verletzungsfolge haben wir bereits den Riss der Rotatorenmanschette und die Schulterluxation vorgestellt. Ist die Gewalteinwirkung auf das Gelenk stärker oder der Winkel, unter dem die Kraft wirkt, ungünstig, kann es auch zu einem Bruch der beteiligten Knochen kommen. Die häufigste Fraktur (Knochenbruch) am Schultergürtel ist der Bruch des Oberarmkopfes. Betroffen sind zum einen jüngere Menschen, die einer erheblichen Gewalteinwirkung ausgesetzt sind, etwa bei Motorradunfällen. Die meisten dieser Frakturen betreffen jedoch ältere Menschen, insbesondere Frauen, deren Knochen durch eine Osteoporose brüchig geworden sind. In diesen Fällen reichen oftmals schon minimale Kräfte aus, um den Knochen brechen zu lassen.

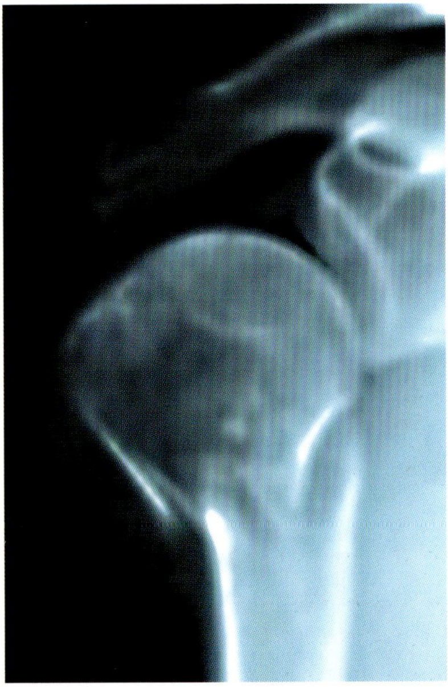

Meistens reicht eine konservative Behandlung

Oberarmkopfbrüche können sehr unterschiedlich verlaufen, je nachdem wie viele Bruchstücke entstehen, wo die Bruchlinien verlaufen und ob es zu einer Verschiebung der Einzelteile kommt. In 60 bis 85 Prozent der Fälle handelt es sich um minimal verschobene Frakturen mit nur einer Bruchlinie. Derartige Brüche werden konservativ behandelt und für eine gewisse Zeit mit einem Schlauchverband ruhig gestellt. So früh wie möglich wird eine Übungsbehandlung durchgeführt, um eine Einsteifung zu verhindern.

Die Knochen wieder „flicken"

Liegen mehrere Bruchlinien vor oder sind die Bruchstücke gegeneinander verschoben, muss eine operative Revision erfolgen. Dabei ist eine winkelgenaue Rekonstruktion für die spätere Funktion unabdingbar. Die Bruchstücke müssen so verankert werden, dass die ansetzenden Muskeln wieder in die richtige Richtung wirken können. Der

Bruch des Oberarmes:
Durch die Bruchlinie ist der Oberarmkopf deutlich gegen den Oberarmschaft verschoben.

Mit dem Aequalis-Fraktursystem der Firma Tornier können zerstörte Muskelansatzflächen wieder gut positioniert und fixiert werden.

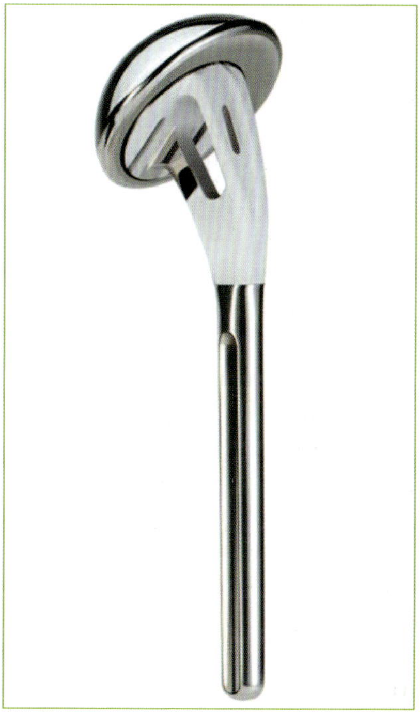

Wiederaufbau kann mit Hilfe unterschiedlicher Techniken durchgeführt werden: Zum Einsatz kommen Drähte, Nägel, Schrauben oder Platten. Es ist wichtig, solche Materialien zu wählen, die auch in osteoporotisch veränderten Knochen genügend Halt und Verankerungsmöglichkeiten finden und eine ausreichende Stabilität garantieren. Ein echter Fall für Spezialisten!

Manchmal muss es eine Prothese sein

Aber nicht immer lässt sich mit diesen Techniken eine befriedigende Schulterfunktion erreichen. Dies ist z. B. der Fall, wenn der Oberarmkopf völlig zertrümmert ist oder die versorgenden Blutgefäße zerstört sind, so dass die Ernährung des Knochens nicht mehr gewährleistet ist. In diesen Fällen besteht die Möglichkeit, das beschädigte Gelenk durch eine Prothese zu ersetzen. Mittlerweile gibt es viele unterschiedliche Modelle, unter denen der Operateur wählen kann, so dass für jede individuelle Situation die richtige Methode angewendet werden kann. Nicht nur die jeweilige Anatomie spielt dabei eine Rolle, sondern auch Alter und Ansprüche der Patienten. Inzwischen wurden sogar Endoprothesen entwickelt, die speziell für die Versorgung nach Brüchen vorgesehen sind, wie z. B. das Aequalis-Fraktursystem der Firma Tornier. Damit können die bei komplizierten Brüchen oftmals zerstörten Muskelansatzflächen sehr gut wieder positioniert und fixiert werden. Egal, welche Lösung angewendet wird, immer muss auch in diesen Fällen die Nachbehandlung möglichst früh erfolgen, um den Bewegungsumfang der Schulter zu erhalten.

Kapitel 4

Der Gelenkersatz an der Schulter

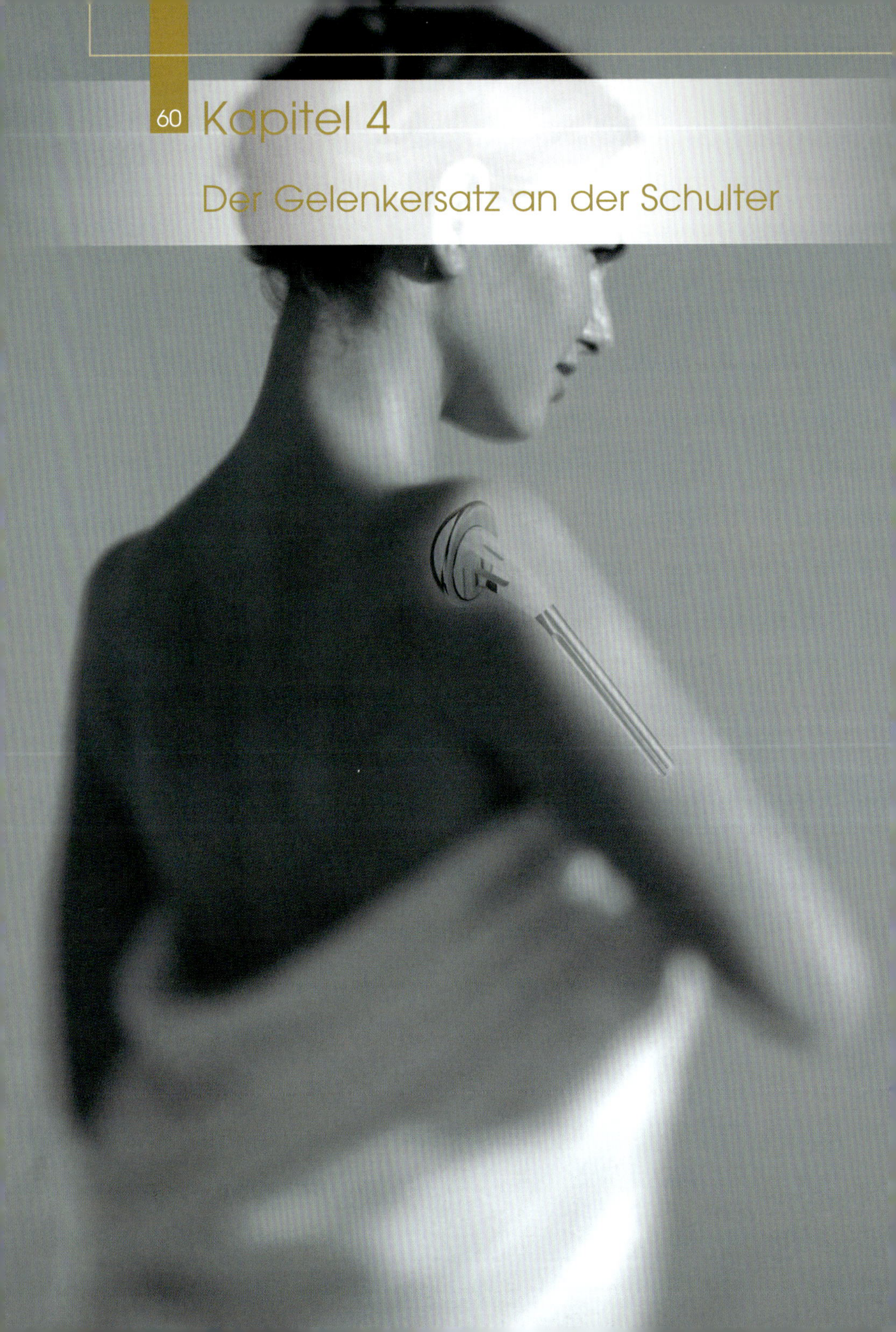

Der Gelenkersatz an der Schulter

Wie bereits beschrieben, können verschiedene Erkrankungen den künstlichen Ersatz des Schultergelenks erforderlich machen. Krankheiten wie Arthrose oder Rheumatoide Arthritis, eine Oberarmkopfnekrose (Absterben des Oberarmkopfes durch eine verminderte Durchblutung) und Unfallfolgen können zu einer Zerstörung des Schultergelenks führen. Diese Veränderungen sind mit einem Funktionsverlust und mit starken Schmerzen verbunden. Der Ersatz zerstörter Gelenke durch eine Prothese an Hüften und Knien ist seit Jahrzehnten klinische Routine. Gelenkprothesen an der Schulter spielen zahlenmäßig eine wesentlich kleinere Rolle. Aber auch hier wurden vor allem in den 90er Jahren des vergangenen Jahrhunderts Operationsmethoden und belastungsfähige Materialien entwickelt, mit denen eine prothetische Versorgung funktionsunfähiger und schmerzender Schultergelenke auf hohem Niveau möglich ist.

Prothese – nicht zu früh, aber auch nicht zu spät

Der richtige Zeitpunkt für den Gelenkersatz ist abhängig von den Schmerzen und vom Ausmaß der Gelenkzerstörung. Er sollte nicht zu früh sein, weil auch die beste Prothese nur über

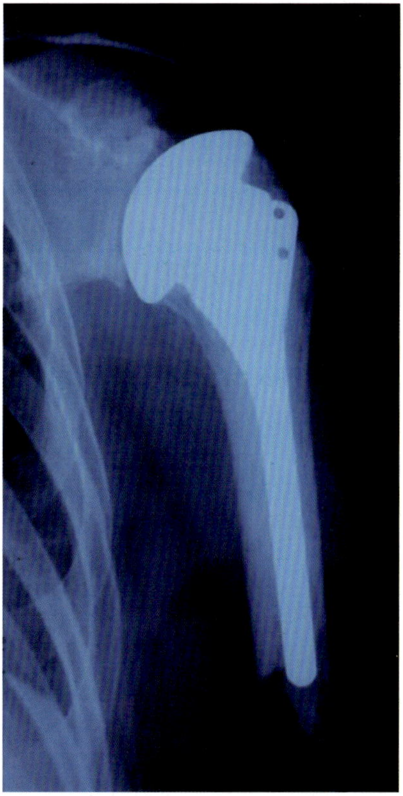

Stielprothese im Röntgenbild

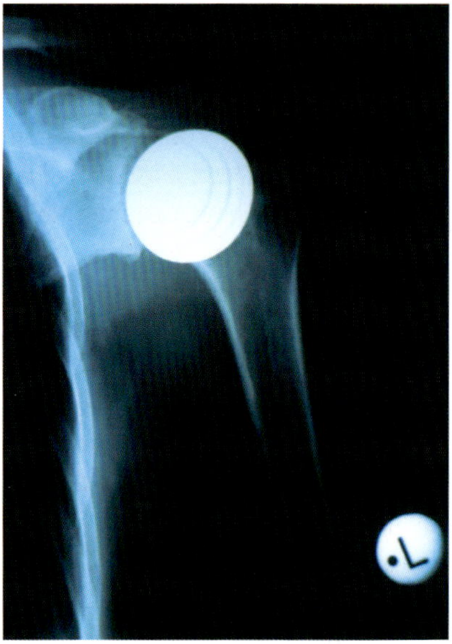

Schulterkappe im Röntgenbild: Nur die Oberfläche des Oberarmkopfes wird ersetzt.

eine begrenzte Lebensdauer verfügt (bei modernen Modellen liegt sie zwischen 15 und 20 Jahren). Der Einbau sollte aber auch nicht zu spät erfolgen, da die Muskeln für eine gute Gelenkfunktion unbedingt erforderlich sind. Wenn aber die Schulter über eine längere Zeit nicht ausreichend bewegt wird, verkümmern sie, und Sehnenansätze und Gelenkkapsel verkürzen sich. Dann besteht die Gefahr, dass trotz optimaler Prothese die Schulterfunktion nicht vollständig wiederhergestellt werden kann.

Für jede Schulter die richtige Prothese

Heutzutage existieren zahlreiche Modelle für einen prothetischen Einsatz an der Schulter, mit deren Hilfe eine individuelle Versorgung erreicht wird. Wenn lediglich die Knorpelfläche des Oberarmkopfes zerstört, der darunter liegende Knochen aber im Wesentlichen unverändert ist, reicht es meist aus, nur die Oberfläche des Oberarmkopfes zu ersetzen. Solche Kappenprothesen eignen sich besonders für jüngere Patienten, weil für eine nach Jahren eventuell erforderliche Revision optimale Bedingungen erhalten bleiben.

Wenn jedoch der Knochen in Mitleidenschaft gezogen ist, können stielgetragene Prothesen eingesetzt werden, die im Oberarmknochen mit oder ohne Zement befestigt werden. Der zusätzliche Ersatz der Gelenkpfanne ist an der Schulter – anders als an der Hüfte – seltener erforderlich. Zunehmend an Bedeutung gewinnt die so genannte inverse Schulterprothese, bei der die Positionen von Kopf und Pfanne vertauscht sind. Das heißt, der Gelenkkopf wird am Schulterblatt befestigt und der Oberarm trägt die Gelenkpfanne. Dadurch wird das Drehzentrum der Schulter verlagert und der Deltamuskel übernimmt die gelenkstabilisierende Aufgabe, die normalerweise der Rotatorenmanschette obliegt. Durch diese elegante Lösung kann auch bei Patienten, bei denen die Rotatorenmanschette gerissen ist und nicht rekonstruiert werden kann, eine Schulterprothese eingebaut werden. Aber auch nach Infektionen oder komplexen Brüchen im Bereich der Schulter hat sich die inverse Prothese mittlerweile bewährt und liefert exzellente funktionelle Ergebnisse.

Als Materialien für Prothesen werden heute meist Kobalt-Chrom, Titan und Polyäthylen-Kunststoffe verwendet, die über viele Jahre praktisch abriebfrei benutzt werden können, ohne zu verschleißen. Das erklärt auch die hohe Lebensdauer von modernem Gelenkersatz. Man kann mit Fug und Recht sagen: In der Hand des versierten Operateurs hat sich auch an der Schulter die prothetische Versorgung zu einem Standardverfahren entwickelt. Bei richtiger Indikation stellen die technisch ausgereiften Endoprothesen eine langlebige und schmerzbefreiende medizinische Versorgung dar.

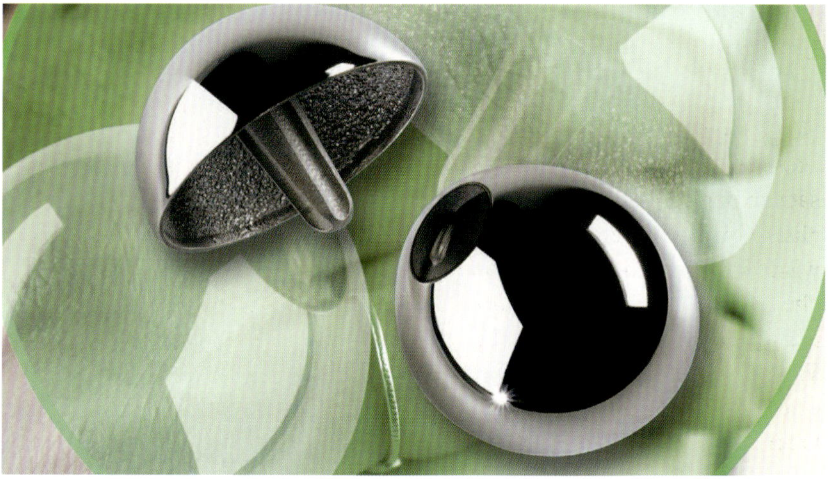

Kapitel 5

Wie werden Schultererkrankungen heute behandelt?

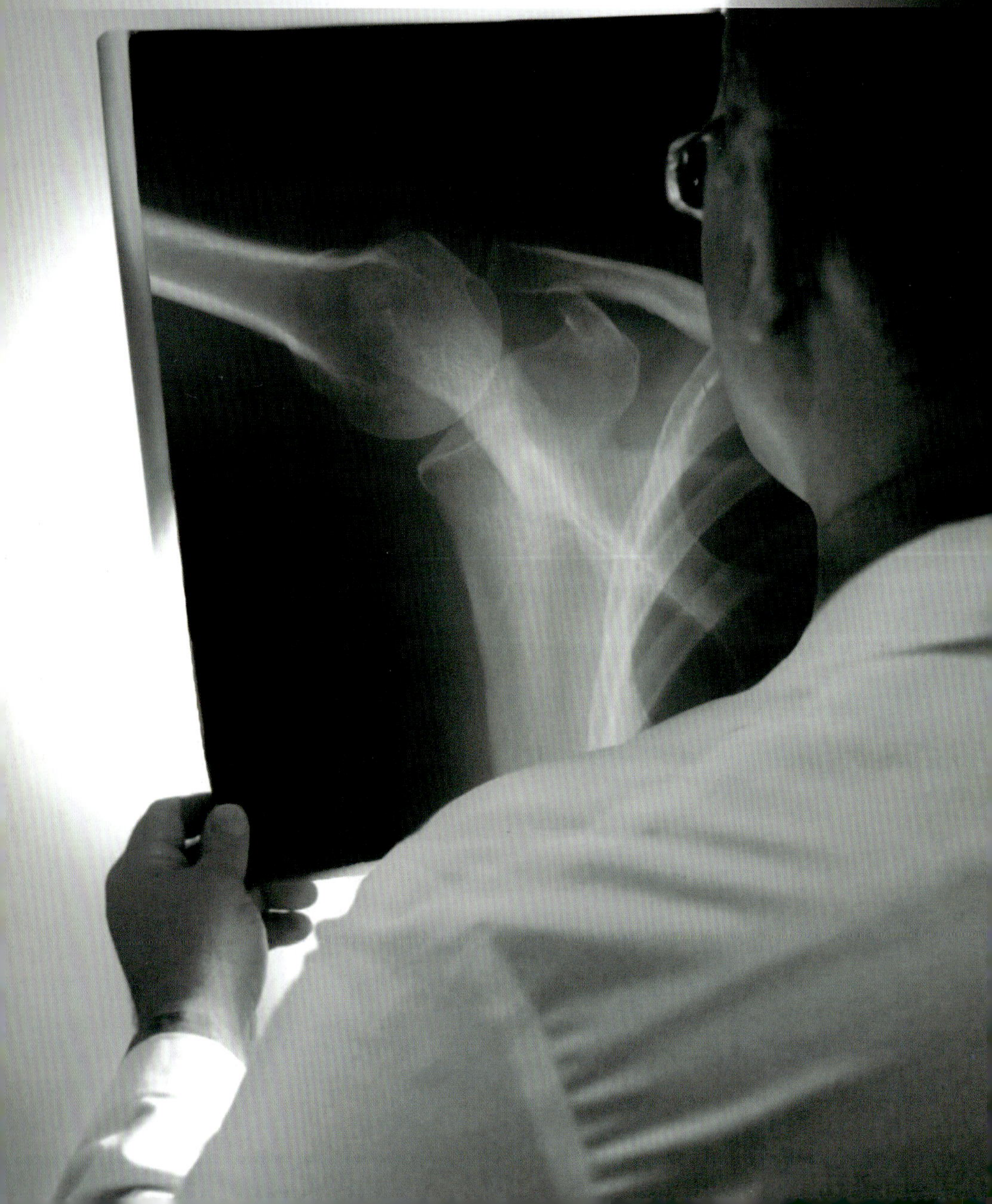

Wie werden Schultererkrankungen heute behandelt?

Bei den Therapiemöglichkeiten an der Schulter muss unterschieden werden zwischen konservativen und operativen Maßnahmen, die sich gegenseitig ergänzen. Die konservativen Behandlungen kann man unterteilen in medikamentöse, physikalische und physiotherapeutische Maßnahmen. Die beiden letzteren sind derart vielgestaltig, dass ihnen ein eigenes Kapitel in diesem Buch gewidmet ist, in dem Spezialisten ihres Fachs zu Worte kommen werden.

Auch bei Medikamenten gibt es Neuentwicklungen

Oberstes therapeutisches Gebot bei der Behandlung von Schultererkrankungen ist die Erhaltung der Beweglichkeit. Das Ruhigstellen der Schulter über einen längeren Zeitraum führt unweigerlich zur Einsteifung. Deswegen sollten bei schmerzhaften Schultererkrankungen frühzeitig schmerz- und entzündungshemmende Medikamente eingenommen werden, um die Schulter in Bewegung halten zu können. Für diese Indikation kommen vor allem nicht steroidale Antirheumatika (NSAR) wie z. B. Voltaren®, Diclac® oder Relifex® in Frage. Diese haben allerdings den Nachteil, dass sie von manchen Patienten schlecht vertragen werden: Neben Übelkeit kann es bis hin zu lebensbedrohlichen Magenblutungen kommen.

Die seit einigen Jahren auf dem Markt befindlichen selektiven Cox-2-Hemmer werden von vielen Patienten deutlich besser vertragen. Allerdings stehen einige von ihnen im Verdacht, Herz-Kreislauf-Erkrankungen zu verschlimmern. Daher sollte man bei Patienten mit bekannten Herz-Kreislauf-Erkrankungen mit der Verordnung von Cox-2-Hemmern eher zurückhaltend sein. Besonders ältere, unter Bluthochdruck leidende Patienten sollten beachten, dass die Wirkung von bestimmten blutdrucksenkenden Mitteln unter der Einnahme von Cox-2-Hemmern – ebenso wie unter Einnahme von NSAR – vermindert werden kann. Das seit einiger Zeit auf dem Markt befindliche Relifex®, das speziell für die Behandlung von Arthrose und Arthritis entwickelt wurde, soll besser verträglich sein, ohne den Blutdruck zu beeinflussen oder das kardiovaskuläre Risiko zu erhöhen.

Mitunter reicht die Gabe oraler Medikamente nicht aus. Wenn der Schmerz zu intensiv bzw. eine besonders schnelle Wirkung nötig ist oder Tabletten nicht eingenommen werden können, dann kann eine Injektion direkt an den Ort des Geschehens sinnvoll sein. Dafür kommen nach sorgfältiger Indikation in erster Linie Kortisonpräparate in Frage. Neuere Verbindungen (z. B. Rimexel®, Supertendin®, Triam 10 mg) zeigen eine mitunter mehrere Monate anhaltende schmerzstillende Wirkung.

Werden die Beschwerden vorwiegend von Knorpelläsionen verursacht, liegen also degenerative Schäden oder Knorpelverletzungen vor, hat sich die Einspritzung von fermentativ hergestellter Hyaluronsäure (z. B. Hyalubrix®, Fermathron®, Ostenil®) direkt in das Gelenk bewährt, denn nur wenn Hyaluronsäure in ausreichender Konzentration vorliegt, kann der Gelenkknorpel richtig ernährt werden. Die Wirkung einer solchen Hyaluronsäure-Injektion hält etwa drei Monate an.

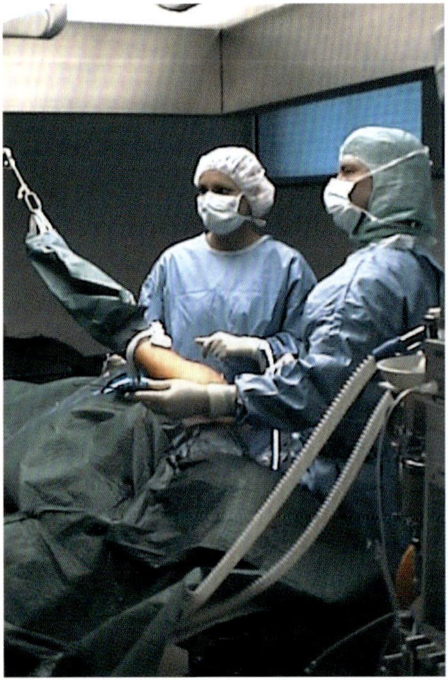

Wenn konservative Maßnahmen versagen

Zeigen konservative Maßnahmen – also Medikamente, physikalische Anwendungen und Krankengymnastik – nicht den gewünschten Erfolg, gibt es in den meisten Fällen noch die Möglichkeit, die Schmerzen operativ zu lindern oder die Funktion der Schulter zu verbessern. Bis vor wenigen Jahren wurden Operationen an der Schulter noch, wenn es eben ging, vermieden. Die Schulter war – operativ gesehen – ein Stiefkind der Orthopädie. Dies

Während der Arthroskopie können Operateur und Assistenten auf einem Bildschirm den Eingriff an der Schulter verfolgen.

liegt zum einen an der äußerst komplizierten Struktur der Schulter, an deren Behandlung sich kaum jemand heranwagte. Hinzu kommt, dass die Schulter muskulär stabilisiert wird. Um an die krankhaften Veränderungen heranzukommen, musste man also einen recht großen Schnitt durch die umgebende Muskulatur hindurch vollziehen. Dies ist zwangsläufig mit erheblichen Verletzungen der Weichteile verbunden, welche erst abheilen müssen, bevor eine postoperative Bewegung der Schulter wieder möglich wird. Neben den Schmerzen, die der Eingriff für den Patienten bedeutet, ist hierbei unter Umständen der Funktionsverlust durch die erzwungene Ruhigstellung und die Narbenbildung größer als vor der Operation. Unabhängig von der enormen Belastung durch den Eingriff dauern Rehabilitation und Arbeitsunfähigkeit sehr lange. Arthroskopische Eingriffe dagegen erfolgen ohne große zusätzliche Belastung, werden in der Regel

Seitenlage (Position für die Schulteroperation)

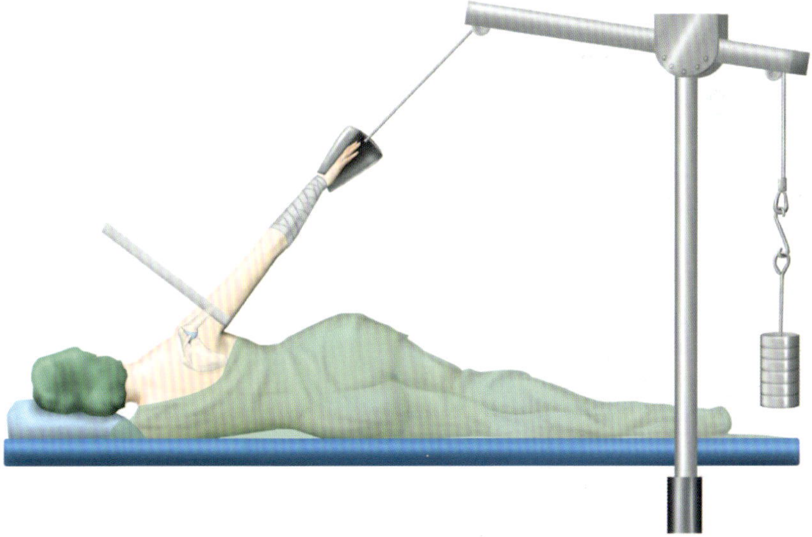

Vor dem Eingriff muss der Operateur entscheiden, in welcher Stellung der Patient für die Operation gelagert werden soll.

Rückenlage (Position für die Schulteroperation)

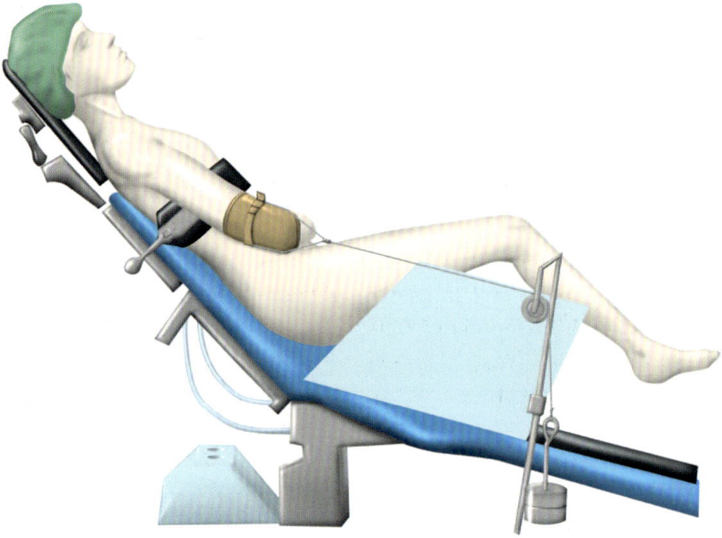

Die so genannte Liegestuhl- oder Beach-chair-Position bei Schulteroperationen

entweder ambulant oder kurzstationär durchgeführt. Die Rehabilitation beginnt meistens schon am Tag nach der Operation.

Wie groß die Scheu vor Schulteroperationen war, zeigt auch die Tatsache, dass sich sogar minimalinvasive Eingriffe in diesem Bereich erst etablierten, nachdem sie an den Knien schon seit rund zwanzig Jahren zum medizinischen Standardrepertoire gehörten. Innerhalb weniger Jahre konnte der Rückstand allerdings aufgeholt werden, so dass die Spezialisten heute überwiegend arthroskopische Eingriffe an der Schulter vornehmen – und das bei Indikationen, von denen ihre Lehrer nicht einmal zu träumen wagten.

Arthroskopie – am Beispiel eines Impingements

Schultergelenksspiegelungen sind äußerst schmerzhaft. Deshalb ist eine Betäubung (Anästhesie) erforderlich.

Diese kann sowohl als Vollnarkose als auch als Regionalanästhesie erfolgen. Manchmal werden beide Verfahren zur besseren Steuerung postoperativer Schmerzen miteinander kombiniert. Auf jeden Fall sollten Für und Wider der einzelnen Methoden vor dem Eingriff den Patienten ausführlich dargelegt und mit ihnen besprochen werden.

Vor dem Eingriff muss der Operateur entscheiden, in welcher Stellung der Patient für die Operation gelagert werden soll. Grundsätzlich unterscheidet man die Seitenlage von der halbsitzenden Liegestuhl- oder Beach-chair-Position. Je nach Indikation kann die eine oder andere Lagerung bevorzugt werden.

Arthroskopien oder Gelenkspiegelungen an der Schulter können – anders als an anderen Gelenken – auch in Räumen außerhalb des eigentlichen Gelenks erfolgen. Eine dieser Strukturen ist der Raum unter dem Schulterdach, der so genannte Subakromialraum, in dem sich auch das Impingement-Syndrom abspielt.

Für die eigentliche Arthroskopie wird eine starre Optik, vergleichbar einer Mini-Kamera, durch ein dünnes Rohr (etwa sechs mm im Durchmesser) von hinten in das Gelenk oder den zu untersuchenden Raum eingeführt. Über eine Lichtquelle, die an der Kamera angeschlossen ist, kann der zu überblickende Bereich hell ausgeleuchtet werden. Spezielle Optiken ermöglichen eine verblüffende Rundumsicht. Um eine gute Übersicht zu erhalten, wird das Gelenk während des Eingriffs ständig mit einer sterilen Flüssigkeit gespült. Zufuhr und Absaugung erfolgen über das gleiche Rohr. Falls ein therapeutischer Eingriff erfolgen soll, werden über ein oder zwei weitere winzige Zugänge von vorne spezielle Instrumente

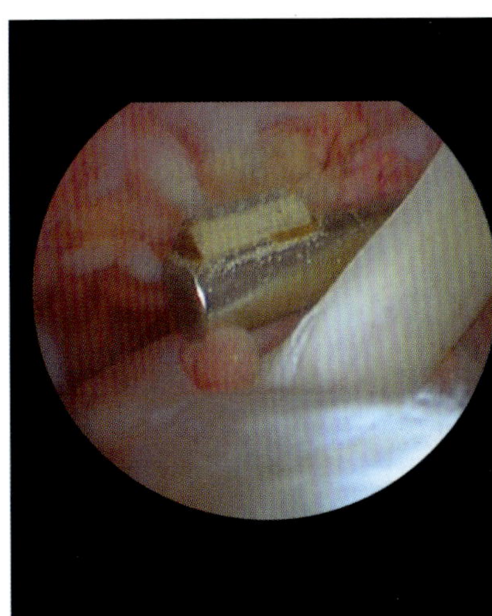

Mit speziellen Bürstchen können Gewebewucherungen entfernt und Nervenendigungen verödet werden.
(Bild: Arthrocare)

Bei der so genannten Coblation können durch einen galvanischen Prozess Gewebe abgetragen und Schmerzmediatoren ausgeschaltet werden.

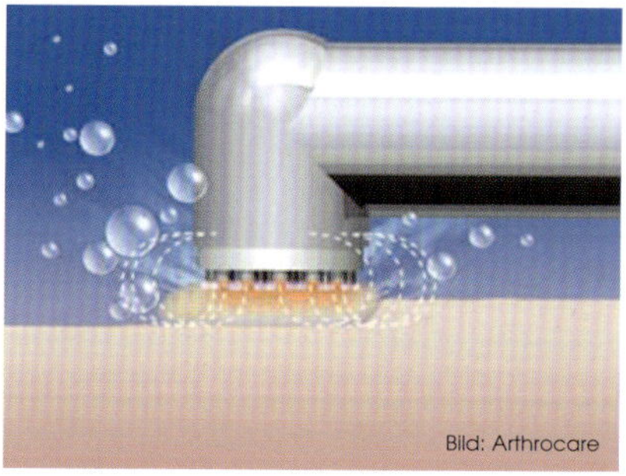
Bild: Arthrocare

eingeführt, mit denen beispielsweise abgerissene Strukturen wieder angenäht werden können.

Sowohl knöcherne als auch Weichteileingriffe sind möglich

Die Enge unter dem Schulterdach kann, wie bereits erwähnt, unterschiedliche Gründe haben. Sie kann durch eine knöcherne Einengung bedingt sein. Liegt eine Arthrose im so genannten AC-Gelenk, dem äußeren Schlüsselbeingelenk zwischen Schulterdachhöhe (= Acromium) und Schlüsselbein (= Clavicula), vor, kann es zur Ausbildung von knöchernen Auswüchsen kommen, die zu einer Einengung im Raum unter dem Gelenk führen. Diese Auflagerungen können bei einer Arthroskopie vorsichtig abgemeißelt werden, um den dort verlaufenden Sehnen wieder Platz zu verschaffen. Aber auch das ganze AC-Gelenk kann, wenn es durch Zerrungen oder Arthrose total zerstört ist, arthroskopisch entfernt werden.

Sehr viel häufiger aber wird ein Impingement durch eine entzündliche Verdickung des hier liegenden Schleimbeutels verursacht. So ein chronisch entzündeter Schleimbeutel kann im Rahmen einer subakromialen Dekompression arthroskopisch mit einem besonderen Instrument, dem Shaver, entfernt werden, so dass eine Druckentlastung herbeigeführt wird. Bei neueren Therapien wird der Schleimbeutel an Ort und Stelle belassen und die Gewebswucherung mit einem speziellen Bürstchen elektrisch verödet – mit ihr auch die feinen, kleinen Nervenendigungen, die die Schmerzleitung bewirken. Mithilfe solcher Hochfrequenzelektroden, wie dem Arthro-Care-Multi-Elektroden-System, wird eine Schrumpfung des kollagenen Gewebes möglich (so genanntes Shrinking), was zu einer lang anhaltenden Druck- und Schmerzreduzierung führen soll. Bei der arthroskopischen Behandlung im subakromialen Raum können auch die dort verlaufenden Sehnen inspiziert und Einrisse in der gleichen OP-Sitzung genäht werden.

Wenn ein Impingement hingegen durch einen hochstehenden Oberarmkopf (nach einer Verletzung der Gelenkpfannenlippe) verursacht wird, muss natürlich diese Ursache beseitigt werden, indem die Pfannenlippe wieder rekonstruiert wird.

Arthroskopien als Standardeingriff an der Schulter

Inzwischen sind fast alle operativen Eingriffe an der Schulter minimalinvasiv durchführbar; selbst Endoprothesen werden in einzelnen Fällen schon endoskopisch eingesetzt. Allerdings ist bis heute in besonders gelagerten Fällen ein offener operativer Zugang erforderlich, um Patienten effektiv helfen zu können. Insgesamt haben sich die diagnostischen und therapeutischen Möglichkeiten durch die Arthroskopie enorm verbessert. So hat man manche Schultererkrankung erst durch die Gelenkspiegelung kennengelernt, so dass erfahrene Schulterspezialisten sie heute wie selbstverständlich behandeln können. Um die Heilungsphase bei einem operativen Einsatz zu beschleunigen, hat es sich bewährt, diese Prozesse durch pflanzliche Enzympräparate (wie z. B. Phlogenzym®) vor und nach der Operation zu unterstützen. Mit Hilfe dieser Präparate gehen die postoperativen Schwellungen schneller zurück, entzündliche Begleiterscheinungen und Schmerzen sind weniger ausgeprägt. Mit dem operativen Eingriff – ob konventionell offen oder minimalinvasiv arthroskopisch – ist die Behandlung einer Schultererkrankung noch nicht abgeschlossen. Immer sollte sich eine funktionelle Nachbehandlung anschließen, um die Beweglichkeit zu erhalten und zu steigern sowie um verlorene Muskelkraft zurückzugewinnen. Mit diesen Übungen kann nach Arthroskopien viel früher begonnen werden als bei größeren offenen Operationen – meist schon am Tag nach dem Eingriff. Heute kann man mit Fug und Recht sagen, dass minimalinvasive Eingriffe die Standardoperationen an der Schulter darstellen und andere Zugänge der Begründung bedürfen.

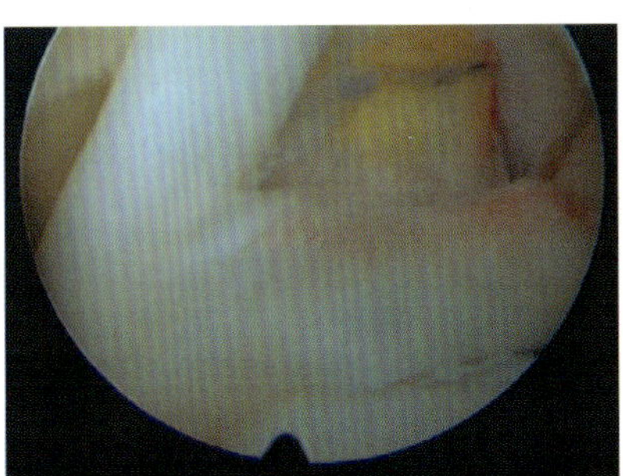

Die Aufnahme zeigt den Abriss der Pfannenlippe (Labrum) bei einer 16-jährigen Handballspielerin.

! Wie hat sich die Orthopädie entwickelt?

Die Behandlung von Erkrankungen des Stütz- und Bewegungsapparates ist so alt wie die Menschheit. Bereits vor 100.000 Jahren wurden gebrochene Gliedmaßen wieder eingerichtet und fixiert. Als eigenes Fach entwickelte sich die Orthopädie indes erst im 19. Jahrhundert. Zwar hatte schon 1741 der französische Arzt Nicolas Andry den Begriff „Orthopädie" geprägt. Er leitet sich ab vom griechischen „orthos = aufrecht, gerade" und „paidon = Kind" und bedeutet so viel wie „Kinder gerade machen". In seinem Ratgeber für Eltern forderte Andry – ganz im Sinne der Aufklärung – eine natürliche Aufzucht der Kinder. Er empfahl, Verkrümmungen der Wirbelsäule und der Beine mit Schienen zu korrigieren und nicht mehr als gottgewollt hinzunehmen. Kinder sollten nicht mehr in ihren Bewegungen gehemmt, sondern durch gymnastische Übungen gestärkt werden.

Eine Idee setzt sich durch

Diese aufklärerischen Ideen verbreiteten sich rasch. 1770 wurde in der Schweiz das erste orthopädische Institut gegründet, in dem „verkrüppel-

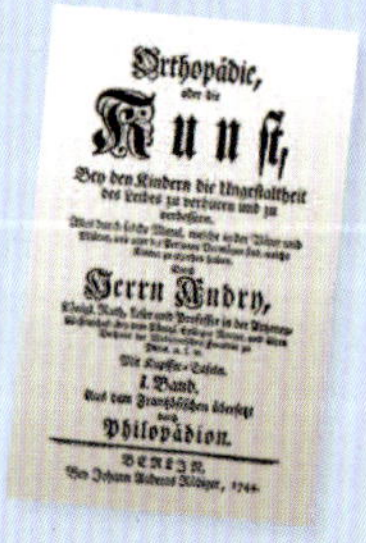
Orthopädie,
Kunst,
Bey den Kindern die Ungestaltheit des Leibes zu verhüten und zu verbessern.
Herrn Andry,
I. Band,
Philopädion.

1741 veröffentlichte der französische Arzt Nicolas Andry (1658-1742) ein Buch für Eltern, in dem erstmals das Wort „Orthopädie" erwähnt wurde.

te" Kinder mit Apparaten behandelt wurden. Mitte des 19. Jahrhunderts erweiterten sich die Behandlungsmög-

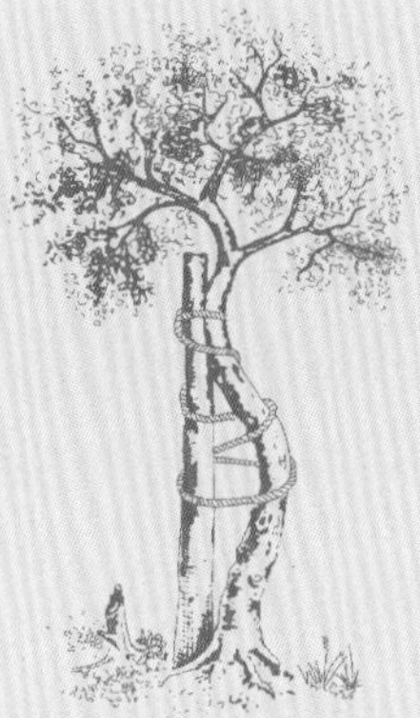

Der Baum ist das Symbol für die Geraderichtung der Gliedmaßen.

lichkeiten durch die Einführung der Gymnastik. Aktive Stärkung der Muskulatur gewann neben Mechanik und Technik zunehmend an Bedeutung. Die Therapie von Kindern blieb bis zum Ende des Ersten Weltkrieges Schwerpunkt orthopädischer Arbeit. Danach setzte durch die Behandlung zahlloser Kriegsverletzter eine rasante Entwicklung in der prothetischen Versorgung von amputierten Gliedmaßen ein. Die Anpassung der Prothesen und die berufliche Wiedereingliederung der Erwachsenen standen nun im Vordergrund.

Operative Möglichkeiten wandeln die Orthopädie

Revolutioniert wurden die therapeutischen Möglichkeiten durch die Einführung der Äthernarkose 1846 und der Antisepsis 1867. Jetzt wurden operative Eingriffe in bis dahin nicht vorstellbarem Ausmaß möglich. Und die Patienten konnten sie auch überleben. Vor den Augen der staunenden Öffentlichkeit vollbrachten Orthopäden wahre Wunder. Die Behandlungsdauer vieler Krankheiten konnte durch die neuen Methoden drastisch verkürzt werden. Damit war die Grundlage gelegt für die beiden noch

heute gültigen therapeutischen Säulen: konservative („trockene") und operative („blutige") Orthopädie.
In die Zeit nach dem Ersten Weltkrieg fallen auch die ersten Versuche arthroskopischer Gelenkoperationen und die Verwendung von Fremdmaterialien in der orthopädischen Chirurgie. Beide Entwicklungen stießen aber bei den meisten damals tätigen Orthopäden auf Skepsis. Welche Möglichkeiten sich damit schon bald eröffnen sollten, ahnten die wenigsten.

Die operativen Techniken werden immer feiner

Die Zeit nach dem Zweiten Weltkrieg war gekennzeichnet durch eine weitere Schwerpunktverschiebung. Der Anteil der Kinder nahm durch das Verschwinden der Rachitis (eine durch Vitamin-D-Mangel bedingte Mineralisationsstörung des Knochens mit ausgeprägten Skelettveränderungen) und der verbesserten Früherkennung kindlicher orthopädischer Leiden (z. B. Hüftluxation) stetig ab. Dafür wurde die Behandlung degenerativer Veränderungen bei älteren Menschen immer wichtiger. Mit Hilfe moderner Endoprothesen können heute praktisch alle Gelenke künstlich ersetzt werden, wobei das Ende der Entwicklung wohl noch nicht erreicht ist.
Die Arthroskopie, die sich in den achtziger Jahren des 20. Jahrhunderts zunächst als diagnostisches, dann als therapeutisches Verfahren etabliert hat, hat nicht nur den operativen Spielraum ganz erheblich erweitert. Revolutionäre Einsichten in Biomechanik und Funktionsweise

von Gelenken waren die Folge. Zusammen mit den modernen diagnostischen Verfahren (Ultraschall, CT, MRT) haben sie zu einem gewandelten Verständnis von Bewegung und vom Zusammenspiel zwischen Knochen und Weichteilen geführt.

Auch die konservativen Behandlungsmöglichkeiten haben sich durch Neueinführungen auf dem pharmazeutischen Sektor weiterentwickelt. So ist z. B. Osteoporose – von vielen besonders älteren Frauen gefürchtet – heute mit modernen Mitteln behandelbar und kein unabwendbares Schicksal mehr.

Wie geht die Entwicklung weiter?

Derzeit stehen navigationsgestützte, also von Rechnern kontrollierte Operationsverfahren („CAS", engl. Abk. für Computer Aided Surgery) im Blickpunkt des Interesses. Sie sollen den Einbau von Gelenkprothesen noch exakter gestalten und die Zahl der vorzeitigen Prothesenlockerungen weiter reduzieren. Andererseits laufen die Forschungen zur Anzüchtung von Knorpel- und Knochenzellen auf Hochtouren, um degenerativ (Arthrose) oder durch Unfälle zerstörtes Gewebe wieder voll funktionsfähig zu machen und dauerhaft zu ersetzen. Ob diese Methoden einmal zum medizinischen Standard gehören oder sich andere Entwicklungen, die sich heute erst am biomedizinischen Horizont abzeichnen (z. B. gentechnische Prozesse) durchsetzen werden, lässt sich heute nur schwer vorhersagen. Darüber werden unsere Enkel und zukünftige Orthopäden zu befinden haben.

Kapitel 6
Wie wird die Schulter physikalisch und physiotherapeutisch behandelt?

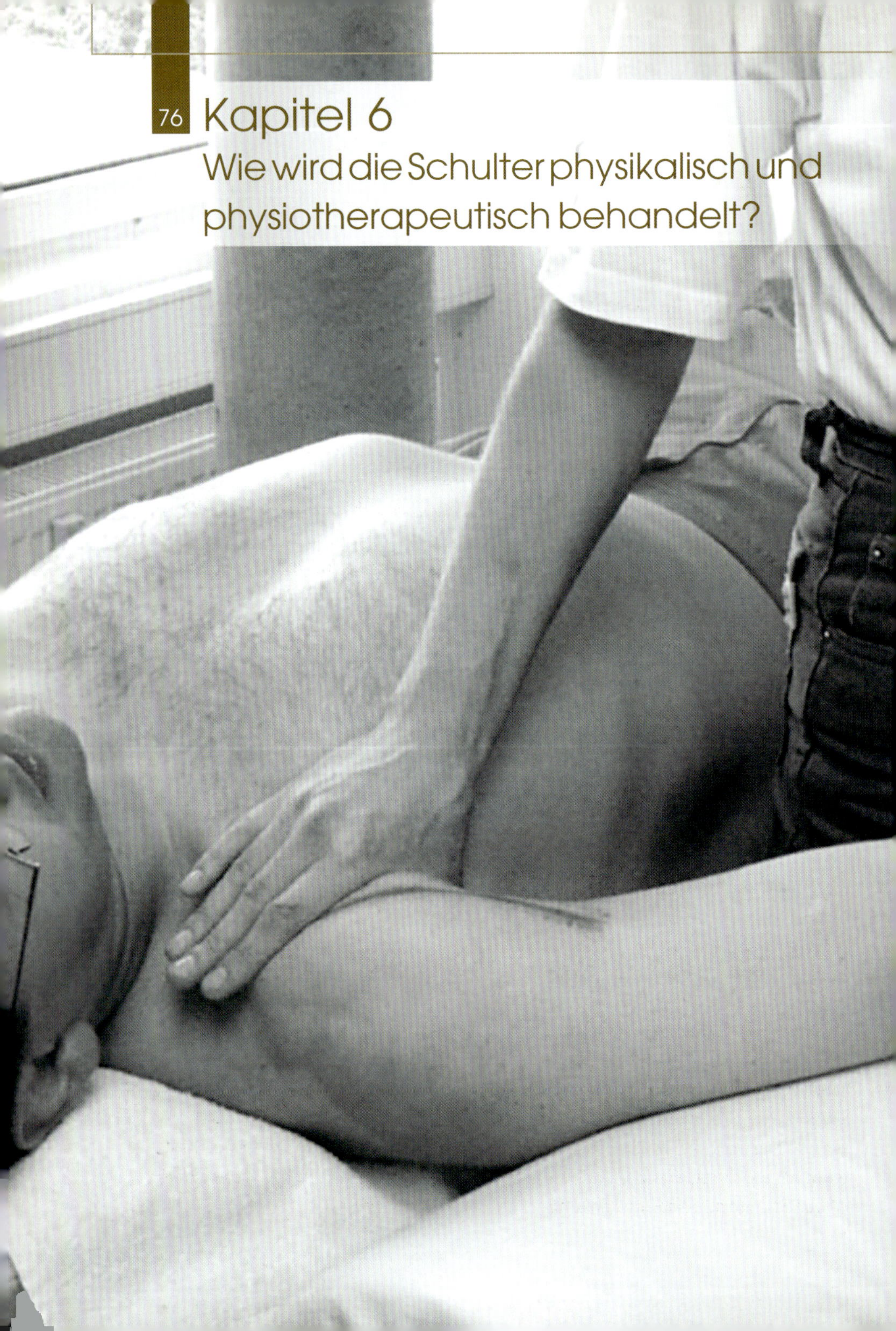

Wie wird die Schulter physikalisch und physiotherapeutisch behandelt?

Eine effektive Schulterbehandlung ohne physikalische oder physiotherapeutische Maßnahmen ist undenkbar. Um einen dauerhaften Erfolg zu gewährleisten, reichen weder Medikamente noch eine Operation allein aus. Eine begleitende Krankengymnastik ist sowohl bei alleiniger konservativer als auch nach einer operativen Intervention in der Regel unerlässlich für den Behandlungserfolg. Normalerweise wird der Arzt eine bestimmte Anzahl an Behandlungsterminen beim Krankengymnasten verschreiben. Zusätzlich „wünschenswerte“ Behandlungen wie Massagen oder Bewegungsbäder muss der Patient heute allerdings – im Zeitalter knapper Kassen – vielfach aus eigener Tasche tragen.

Man muss sich auch darüber im Klaren sein, dass die verordnete Physiotherapie zwar helfen kann, zur Rehabilitation die richtigen Anstöße zu geben; in den seltensten Fällen wird jedoch diese zeitlich begrenzte Beübung unter Anleitung ausreichen, um den Gesamterfolg der Behandlung zu festigen und eine uneingeschränkte Alltagstauglichkeit der Schulter zu erreichen. Der Patient und seine eigene Mithilfe sind also gefragt, es müssen über das Angebot der bezahlten Krankengymnastik hinaus mehr oder weniger fleißig „Hausaufgaben“ erledigt werden. Motivation, Mitarbeit und Einsatz der Patienten sind gerade hier von entscheidender Bedeutung für einen langfristigen Therapieerfolg.

Mittlerweile haben sich im Bereich der Physiotherapie viele unterschiedliche Wege und Methoden etabliert, um Schmerzen zu lindern und Bewegung zu fördern. Einige davon – bis vor kurzem noch als so genannte alternative Behandlungen mehr oder weniger misstrauisch beäugt – haben heute als

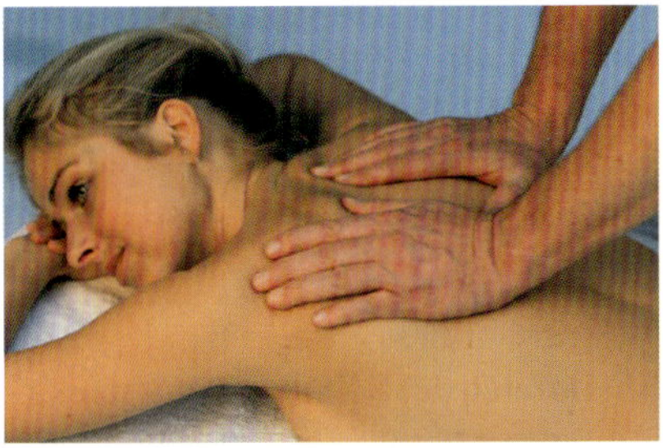

ergänzende Therapien Eingang in die Schulmedizin gefunden. Nicht alle physikalischen und physiotherapeutischen Behandlungsmethoden können in einem Buch wie dem vorliegenden erwähnt werden. Aber zu den wichtigsten von ihnen sollen an dieser Stelle kompetente Kenner ihres Fachs selber zu Worte kommen.

Die Nachbehandlung (Rehabilitation) der Schulter

von Prof. Dr. Jürgen Heisel

Ziele der Rehabilitation

Rehabilitation bedeutet die Durchführung aller ärztlichen und auch nicht-ärztlichen Maßnahmen, um einen Patienten mit einer körperlichen (oder seelischen) Beeinträchtigung wieder in sein soziales Umfeld (Haushalt, Familie u. a.) bzw. in seine berufliche Tätigkeit einzugliedern. Von medizinischer Seite zählen hierzu Maßnahmen wie die unterschiedlichen passiven physikalischen Anwendungen, die bewegungstherapeutische (krankengymnastische) Übungsbehandlung (einschließlich der Trainings- und Sporttherapie) sowie die Ergotherapie (Beschäftigungstherapie) mit adäquater Hilfsmittelversorgung.
Im Bereich der Schulter werden rehabilitative Maßnahmen vor allem nach operativen Eingriffen im Bereich des Schultergelenkes erforderlich. Allgemeine Ziele sind zunächst die Reduktion des subjektiven Beschwerdebildes, der Rückgang des (entzündlichen) Gelenkbinnenreizzustandes, die Verbesserung der passiven und vor allem der aktiven Schultergelenksbeweglichkeit, wenn deutliche Defizite vorliegen, auch das Erlernen und Trainieren spezieller Ersatzfunktionen. Weiterhin ist es wichtig, die Kraftentfaltung der gelenkumspannenden Muskulatur zu verbessern, um eine möglichst optimale Belastbarkeit des betroffenen Armes im täglichen Leben (Alltag, Beruf, Sport) zu erreichen, sowie die Selbstständigkeit mit Unabhängigkeit von Hilfspersonen und Hilfsmitteln wiederherzustellen.

Behandlungsstrategien der Rehabilitation

Vor allem in der frühen postoperativen Phase mit noch gegebenem Operationsschmerz ist eine konsequente medikamentöse Abdeckung mit so genannten nicht-steroidalen Antiphlogistika (NSAR) bzw. zentral wirkenden Analgetika erforderlich. In den meisten Fällen wird die weitere Gabe gut verträglicher entzündungshemmender Substanzen dann auch während der Phase der Rehabilitation empfohlen, um die subjektive Schmerzschwelle herunterzudrücken, was dann die wichtige Übungsbehandlung wesentlich erleichtert. In

aller Regel kann die Schmerzmedikation nach drei bis vier Wochen ganz weggelassen werden.
An physikalischen Behandlungsstrategien steht in der frühen postoperativen Phase vor allem die lokale Anwendung von Kälte (Kryotherapie) mit Eis- bzw. Gelbeuteln im Vordergrund. Die entzündliche Aktivität wird hierdurch reduziert, die Muskulatur entspannt und die nervale Aktivität (Schmerzempfindung) herabgesetzt.
Maßnahmen der Elektrotherapie sind nach operativen Eingriffen im Bereich der Schultergelenke in der ersten Woche nach dem operativen Eingriff kaum indiziert. In der späteren Rehabilitationsphase nach Ausheilung der Weichteilstrukturen steht vor allem die Iontophorese (Strombehandlung unter gleichzeitiger Verabreichung von Salben) im Vordergrund, außerdem die Zweizellentherapie, sowie die Anwendung diadynamischer Impulsströme.
Im Falle chronisch wiederkehrender Beschwerdebilder ermöglicht die transkutane elektrische Nervenstimulation (mit einem so genannten TENS-Gerät) in vielen Fällen eine Blockade der Schmerzweiterleitung. Hochfrequente Ströme erzeugen aufgrund ihrer nur kurzen Impulsdauer lediglich eine lokale Wärmewirkung im Gewebe mit Verbesserung der Durchblutung sowie eine Stoffwechselsteigerung; außerdem führen sie zu einer muskulären Entspannung.
Die Ultraschalltherapie bewirkt eine lokale Erwärmung im Grenzflächenbereich von Körpergeweben mit unterschiedlicher Dichte, somit in erster Linie im Übergangsbereich der Sehnen in die knöchernen Strukturen. Vor allem bei chronischen Sehnenansatzprozessen kann hiermit oft eine wesentliche Schmerzreduktion erreicht werden.
Bei der Massagebehandlung wird durch gezielte Handgriffe ein Reiz auf die Hautrezeptoren gesetzt mit dem Ziel, verspannte und verhärtete Gewebestrukturen zu lockern und zu lösen. Die manuelle Lymphdrainage wird vor allem bei peripheren Umlaufstörungen des Armes in der frühen postoperativen Phase angewendet.

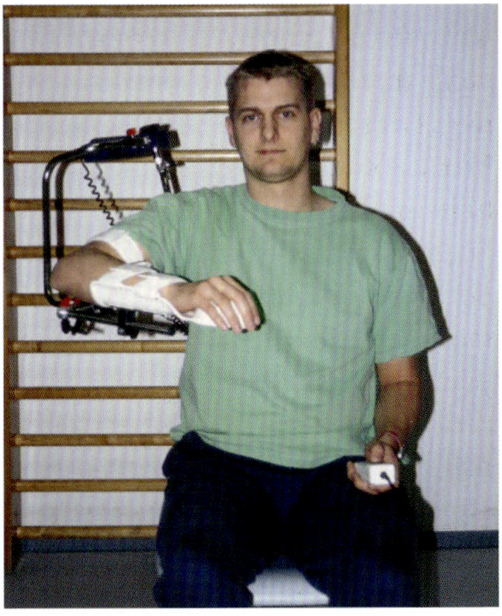

CPM-Mobilisation der rechten Schulter

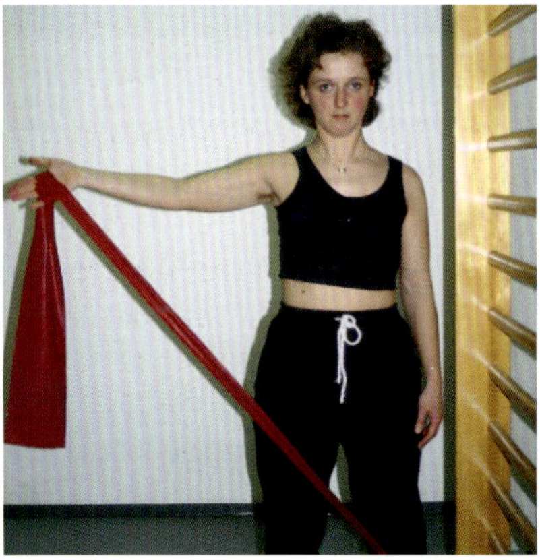

Trainingstherapie der rechten Schulter (Abspreiztraining an der Sprossenwand mit einem Theraband

Der Eckpfeiler der medizinischen postoperativen Rehabilitation nach Eingriffen im Bereich des Schultergelenkes stellt die krankengymnastische Mobilisationstherapie dar. Vor allem nach operativ-rekonstruktiven Eingriffen im Bereich der Rotatorenmanschette sollten für einen Zeitraum von vier bis teilweise sechs Wochen lediglich passiv geführte, dann zunehmend aktiv unterstützte Behandlungsmaßnahmen durchgeführt werden. Erst nach der stabilen Ausheilung der Weichteilsituation können diese durch eine schrittweise gesteigerte aktive Übungsbehandlung ersetzt werden. Gleichzeitig sollten gezielte Maßnahmen zur muskulären Entspannung und damit zur Verhinderung einer Kontraktur bzw. Verklebung der Gelenkkapsel durchgeführt werden.

Eine Motorschienenbehandlung (so genannte CPM-Mobilisation) unterstützt vor allem in der frühen Rehabilitationsphase (bis etwa zur dritten bis vierten postoperativen Woche) mit langsamen gleichmäßigen Bewegungsabläufen das krankengymnastische Programm. Auch die gelenkentlastende Aufhängung des operierten Armes im Schlingentisch ist als sinnvolle Ergänzung anzusehen.

Geht das operationsbedingte Beschwerdebild zurück und stabilisiert sich die muskuläre Situation, können zunehmend eigenständige aktive Behandlungsmaßnahmen durchgeführt werden, vor allem als wiederholende Übungen aus der medizinischen Trainingstherapie (MTT). Hier soll der Patient, möglichst unter Spiegelkont-

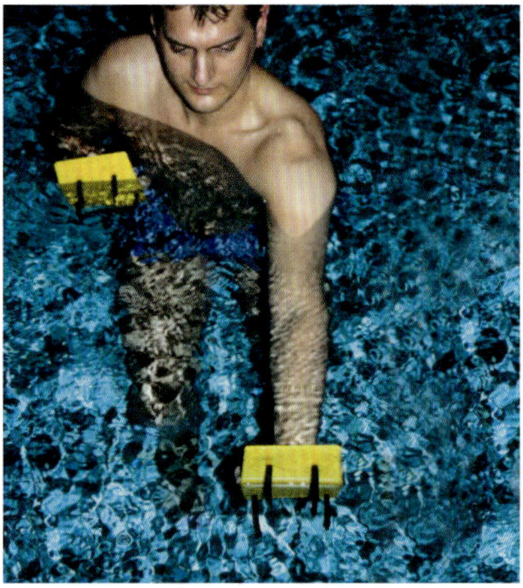

Balneotherapie (Bewegungsübungen beider Schultergelenke mit kleinen Schwimmpaddeln gegen den Wasserwiderstand)

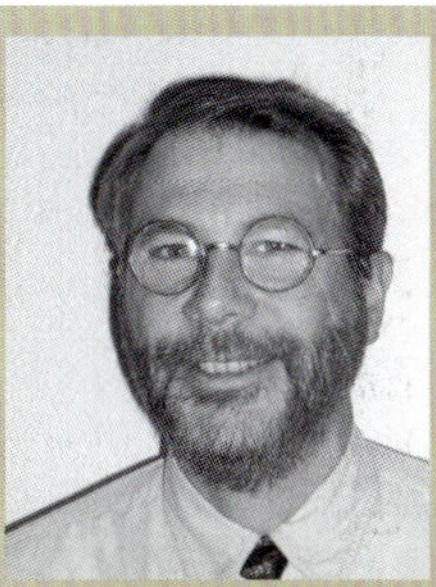

Prof. Dr. med. Dr. h. c. mult.
Jürgen Heisel
Chefarzt der Orthopädischen Abteilung der Fachkliniken für Physikalische Medizin und Medizinische Rehabilitation Hohenurach

rolle, zur Verbesserung der muskulären Kraftentfaltung täglich ein- bis zweimal für 15 bis 20 Minuten wichtige Bewegungsabläufe trainieren (am Rollenzug, mit einem Theraband, an einer Sprossenwand u. a.). In der frühen postoperativen Phase sollte nur mit etwa 20 bis 30 Prozent der Maximalkraft geübt werden, wobei 30 bis allenfalls 40 Übungswiederholungen mit nur niedrigen Gewichten empfehlenswert sind.

Eine weitere wesentliche Strategie stellt die Übungsbehandlung der Schulter im warmen Wasser dar (so genanntes Bewegungsbad). Wenn durch die Auftriebskraft des Wassers die Eigenschwere des Armes abnimmt, kann ein selbstständiges aktives Training auch ohne große muskuläre Kraftanforderung erfolgen.

Bei vorübergehenden oder bleibenden Funktionsstörungen des betroffenen Schultergelenkes kommt auch die Ergotherapie (Beschäftigungstherapie) als ergänzende Behandlungsmaße in Frage. Ihr Ziel ist neben der Wiederherstellung einer optimalen Funktion und Kräftigung der gelenkumspannenden Muskulatur, auch das Erlernen spezieller Ausweich- und Kompensationsbewegungen, um die Aktivitäten des täglichen Lebens (ADL) wieder problemlos handhaben zu können. In diesem Zusammenhang ist vor allem das Selbsthilfetraining (An- und Auskleiden, Körperhygiene usw.) zu erwähnen, des Weiteren sinnvolle krankheitsbezogene handwerkliche Tätigkeiten (z. B. Holzarbeiten, Flechten, Weben). Falls erforderlich, ist eine adäquate Hilfsmittelversorgung mit speziellen Greifzangen, besonderen kraftsparenden Arbeitsgeräten u. a. möglich.

In einigen Fällen wird in der frühen postoperativen Phase eine spezielle orthetische Versorgung z. B. durch ein so genanntes Briefträgerkissen erforderlich, dies in erster Linie, um eine schonungsbedingte Verklebung der Schultergelenkskapsel zu vermeiden.

Die Steuerung der Rehabilitation

Die konsequente engmaschige Betreuung im Rahmen der Rehabilitation nach operativen Schultereingriffen obliegt dem Orthopäden, der (evtl. nach Rücksprache mit dem Operateur) ein sinnvolles Behandlungsprogramm zusammenstellt. Zusammen mit dem Physiotherapeuten kann der Therapieplan ständig unter Berücksichtigung bereits erreichter funktioneller Verbesserungen modifiziert und die Belastungssteigerung angepasst werden. Im Allgemeinen ist mit einer konsequenten ärztlichen Betreuung über einen Zeitraum von etwa zehn bis zwölf postoperativen Wochen zu rechnen, bevor der Patient dann weitere Behandlungsmaßnahmen in Eigenregie durchführen kann.

Die Nachbehandlung aus Sicht des Physiotherapeuten

von Björn Wisst

Die Termine für die Nachbehandlung sollten möglichst gleichzeitig mit dem OP-Termin vereinbart werden. Es empfiehlt sich immer eine Praxis, die schon längere Zeit existiert und möglichst über einige Jahre Erfahrung verfügt. Des Weiteren ist wichtig, dass diese Praxis über verschiedene Therapiemöglichkeiten wie eine medizinische Trainingstherapie (MTT), auch Krankengymnastik an Geräten (KGG) genannt, Lymphdrainage, manuelle Therapie und neurologisch qualifizierte Therapeuten verfügt. Ideal ist es, ein Therapiezentrum zu finden, welches alle diese Therapieformen in einem Haus anbietet, denn das Zusammenarbeiten vieler Berufsgruppen unter einem Dach ist eine Grundvoraussetzung für eine individuelle und angepasste Therapie, die dadurch den bestmöglichen Behandlungserfolg garantiert.

Da jede Operation eine ganz individuelle Nachbehandlung erfordert, soll hier an Hand eines Fallbeispiels erläutert werden, wie eine Nachbehandlung an einer Schulter erfolgen kann:

Diagnose:

Instabilität mit arthrotischen Veränderungen und einer Funktionsstörung des Labrums.

Operative Therapie:

Glättung des Gelenkknorpels, Refixation des Labrums

Physiotherapie:

Der Therapieplan wird immer auf einem aktuellen Befund aufgebaut, den der Therapeut bei der ersten Sitzung erstellt und der über eine laufende Dokumentation immer wieder aktualisiert wird. Es erscheint sinnvoll, die Phasen der Rehabilitation in Dreiwochenabschnitte einzuteilen.

Phase I / 1. – 3. Woche

Meist geht eine Operation mit Wundschmerz, Bewegungseinschränkung und einer Schwellung einher. Um diese Symptome zu lindern, ist in den ersten drei Wochen die Behandlung durch Lymphdrainage, Mobilisation im erlaubten Bewegungsausmaß und Elektrotherapie sowie Kältetherapie zu wählen. Um gewisse Bewegungsmuster wieder anzubahnen, kann die PNF (eine neurologische Behandlungstechnik) angewandt werden. Am Anfang wird diese Technik an der gesunden Seite, später an der betroffenen Seite eingesetzt. Des Weiteren sollte eine Narbenbehandlung und Verklebungsprophylaxe durchgeführt werden. Das Hausaufgaben-Programm, das der Therapeut erstellt, kann dabei mehrmals am Tag durchgeführt werden.

Phase II / 4. – 6. Woche

Je nach Operation und Operateur wird das Bewegungsausmaß weiter freigegeben. Im dargestellten Fall würde eine sinnvolle Erweiterung etwa so aussehen:

Unterstützende Maßnahmen !

Alternative Medizin:
Homöopathie und Phytotherapie bieten ein breites Feld von Möglichkeiten, den Stoffwechsel vor und nach Operationen positiv zu beeinflussen. Auch Magnetfeldtherapie und Lasertherapie können während einer Rehaphase sehr gute Synergieeffekte erzielen.

Ernährung:
Mit einer gesunden Ernährung kann positiv auf den Organismus eingewirkt werden. In den ersten drei Wochen nach einer Operation ist der Verzicht auf rotes Fleisch von Schwein, Rind oder Lamm von Vorteil, um einer Übersäuerung des Gewebes vorzubeugen. Alternativ sind Geflügel und Fisch zu bevorzugen. Des Weiteren wird empfohlen, viel Gemüse und Obst zu sich zu nehmen, um eine vitaminreiche Ernährung zu gewährleisten.
Tipp: Vor, während und nach einem solchen Eingriff ist durch die verabreichten Medikamente die Belastung verschiedener Organe – besonders aber der Leber – deutlich erhöht. Aus diesem Grund sollte zumindest in der ersten Woche der Konsum von Alkohol und Nikotin tabu sein.

Teil 1:
Abduktion (seitliches Abheben des Armes) 60°, Innenrotation (den Unterarm bei anliegendem Oberarm zum Körper bewegen) 10°, Außenro-

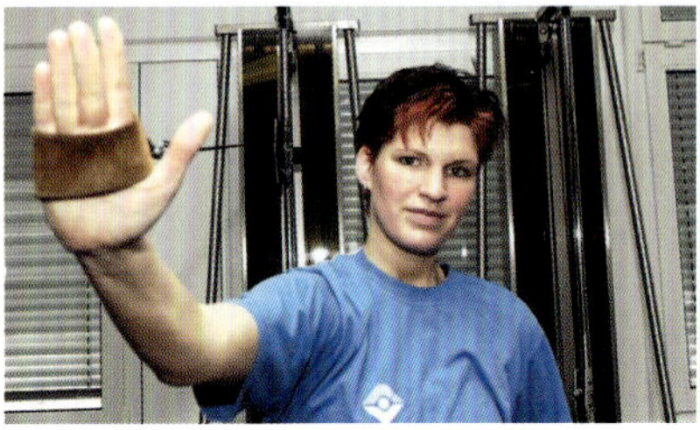

In Phase III werden bereits Übungen an Trainingsgeräten und Seilzügen durchgeführt.

tation (den Unterarm bei anliegendem Oberarm nach außen bewegen) 0°.

Teil 2:
Abduktion maximal 90°,Innenrotation schmerzorientiert, Außenrotation 0°.

Die krankengymnastische Nachbehandlung orientiert sich an diesen Zahlen und steigert die Mobilisation durch manuelle Therapie gemäß den Möglichkeiten des Patienten. Jetzt setzt auch die Behandlung in der medizinischen Trainingstherapie ein, um die Muskelkraft über die Hausaufgaben hinaus zu steigern. Die Innenrotation sowie Abduktion kann an einem Isokinetischen Trainingsgerät (gleichbleibende Kraft bei verschiedenen Winkelgraden, computerunterstützt) so trainiert werden, dass bestimmte Kraft und Winkelgrade nicht überschritten werden.
Koordinatives Training kommt hierbei noch hinzu. Lymphdrainage, Elektrotherapie und Narbenbehandlung sind je nach Erfordernis anzupassen. Kryotherapie (Kälteanwendungen) wird jetzt – je nach Entzündungsanzeichen in der betroffenen Schulterregion – umgestellt auf Wärmeanwendungen wie Heißluft oder Warmpackungen.

Phase III / 7. – 9. Woche

Diese Phase ist sehr wichtig, da hier meist alle bewegungseinschränkenden Maßnahmen durch den Arzt aufgehoben oder zumindest schmerzorientiert angeglichen werden. Es kann nun die Mobilisation durch die manuelle Therapie stark forciert werden. In der medizinischen Trainingstherapie sollten alle Möglichkeiten wie intensives, koordinatives und

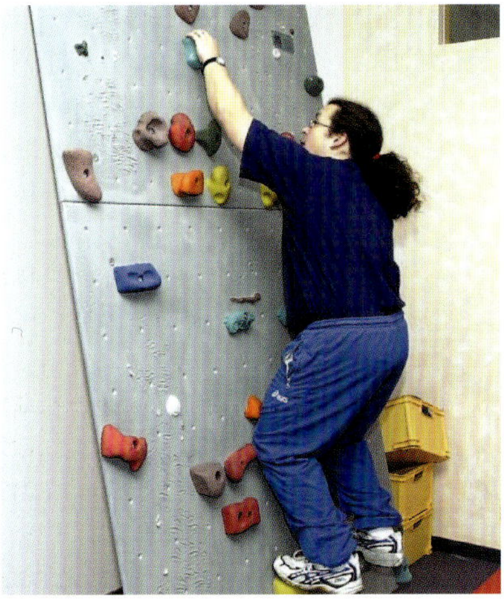

komplexes Training an Geräten und Seilzügen ausgeführt werden. Die Beweglichkeit der Schulter sollte inzwischen ein Ausmaß ausweisen von: Abduktion 90°, Innenrotation 20°, Außenrotation 5°-10°.

Eine neuere Therapieform in der Krankengymnastik ist das therapeutische Klettern, welches in dieser Phase sehr gut eingesetzt werden kann. Es ist nicht mit dem Sportklettern zu vergleichen. Beim therapeutischen Klettern werden individuell angepasste Übungsabfolgen in maximal 20 bis 80 cm Höhe über dem Boden ausgeführt, im Gegensatz zum Sportklettern, bei welchem mit minimalem Aufwand eine maximale Höhe gefordert wird. Eine Kletterwand für das therapeutische Klettern sollte möglichst in Positiv- und Negativstellung umgewandelt werden können. Der große Vorteil des therapeutischen Kletterns ist die Ganzkörperstabilisation und die spezifische Ausrichtung auf die betroffene Region.

Phase IV / 10. - 12. Woche

Die Mobilisation der Beweglichkeit und die Muskeldehntechniken werden zunehmend vorangetrieben. Das Gelenk müsste nun am Ende der 12. Woche eine Beweglichkeit von 120°/30°/30° aufweisen. Diese Zahlen sind aber nur als Anhaltspunkte zu betrachten und müssen immer mit der gesunden Seite verglichen werden! Alarmsignale sind, wenn keine Kontinuität in der Zunahme zu erkennen ist. Ein Stillstand über 10 bis 14 Tage ist nicht fatal, sollte aber mit dem nachbehandelnden Arzt besprochen werden. Normalerweise ist die Kraftzunahme nun deutlich sichtbar – im Training wie auch im Alltag.

Phase V / 12. - 15. Woche

Die Krankengymnastik wechselt langsam über in ein Gesundheitstraining: Nun steht nicht mehr die Nachbehandlung einer Krankheit im Vordergrund, sondern die Prophylaxe. Es werden immer mehr alltagsbezogene oder sportspezifische Aspekte eingeflochten und geübt. Die Beweglichkeit des Gelenks unterliegt nun nur noch geringen Restein-

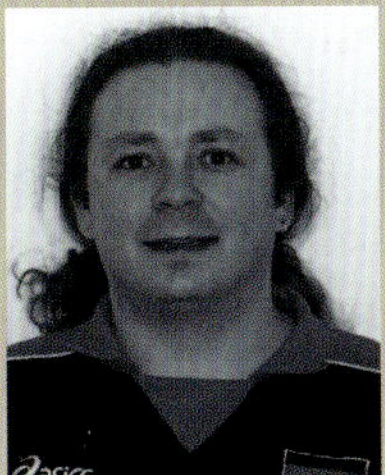

Björn Wisst ist Gesellschafter und Leitender Therapeut des Therapiezentrums Vesalius in Wendlingen. Von 1996 bis 2000 war er Therapeut der medizinischen Abteilung des Deutschen Volleyball-Verbands und Referent des Leichtathletik- und Landessportverbands Baden-Württemberg.

schränkungen, die in den nächsten Wochen und Monaten auch ohne weitere therapeutische Hilfe ihren endgültigen Sollzustand erreicht haben sollte.
Je nach Operation, Allgemeinzustand des Patienten sowie der zu behandelten Schulter wird in Qualität und Quantität jedoch ein unterschiedliches Ergebnis zu erwarten sein. Manchmal wird aufgrund der Schwere der vorherigen Erkrankung unweigerlich ein Restdefizit bleiben – gemessen an der Ausgangsproblematik kann jedoch in der Regel auf eine starke Verbesserung gehofft werden.

Sehnen- und Muskelschmerzen im Schultergelenk

Was kann der Physiotherapeut tun?

von Detlev Wollmann

Im Bereich der Schmerzphysiotherapie bieten sich heute viele Techniken oder Anwendungen an, um Sehnenverletzungen oder Muskelschmerzen im Schultergürtel zu behandeln.
Einige Techniken, eignen sich – gerade in der orthopädischen Physiotherapie – besonders gut, um Sehnen- und Muskelschmerzen im Schulterbereich erfolgreich zu therapieren. Zu den modernsten Möglichkeiten zählen der kombinierte Einsatz von Laser-, Hochton- und Magnetfeldbehandlungen. Dadurch erreicht man eine erweiterte Sauerstoffzufuhr, eine vermehrte Durchblutung, einen verbesserten Abtransport von Giftstoffen und eine verstärkte Stimulierung von gestörten biologischen Prozessen. So können chronische und akute Schmerzzustände der Schulter zur Schmerzfreiheit gelangen. Als äußerst erfolgreich ist die radiale

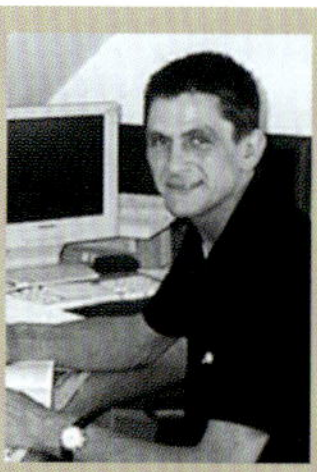

Detlev Wollman, Leitender Physiotherapeut der Schmerzphysiotherapie an der Atlas-Klinik, hat durch zahlreiche Weiterbildungen in aller Welt (Hamburg, München, Berlin, Mombasa, Marseille, Zürich, Los Angeles) die Behandlung von orthopädischen und sporttraumatischen Patienten mit unterschiedlichen Verfahren intensiv kennen gelernt. Ein Schwerpunkt seiner Tätigkeit ist die Einbeziehung moderner physikalischer Methoden.

Stoßwellentherapie anzusehen. Mit einem Gerät der neuen Generation werden sanfte Stoßwellen in verhärtete Muskelpartien oder Knoten (englisch: Trigger) übertragen. Die Knoten bestehen aus krankhaft verkürzten sowie verdickten Muskelfasern. Sie können durch Verletzungen, Fehlbelastungen oder auch Überlastungen entstehen. Diese Verdickungen können die Muskeln schmerzhaft reizen und dadurch eine Bewegungseinschränkung mit sich führen. Die Behandlung wird nach dem Schmerzempfinden des Patienten abgestimmt und ist in der Regel schmerzfrei. Auch hier gibt es keine Nebenwirkungen.

Die Behandlungsmöglichkeiten mit der sanften Stoßwellentherapie im Schulterbereich sind breit gefächert. Sehr erfolgreich kann sie eingesetzt werden bei Muskelfaserrissen, Muskelverkürzungen, Sehnenansatzreizungen, Schulter-Arm-Syndrom und dem inneren Schultergelenkschmerz.

Grundlagen einer ganzheitlichen Therapie

Den Menschen in seiner Gesamtheit in den Heilungs- und Rehabilitationsprozess einbinden

von Daniel Konstantinidis, PT-OMT

Jedes Gewebe im Körper, wie z. B. Knorpel, Knochen, Bänder, Sehnen oder Muskeln, bildet sich nur entsprechend seiner Belastung bzw. Beanspruchung aus. Deshalb müssen besonders heilende Gewebe die nötigen Reize bekommen, damit sie sich ihren Anforderungen entsprechend ausbilden können. Da für die Stabilität der Schulter weder Knochen noch Bänder oder die Kapsel eine wesentliche Rolle spielen, sondern in erster Linie Muskeln, bieten funktionelle Behandlungstechniken auf neurophysiologischer Basis, wie z. B. das PNF-Konzept, optimale Möglichkeiten zur Therapie von Schulterpatienten.

Solche neurophysiologischen Behandlungsansätze haben als oberstes Ziel die Wiederherstellung der Selbstständigkeit des Patienten in seinem Alltag. Zur Behandlung der einzelnen Gewebe, die sich im Zuge einer Verletzung oder einer Operation in ihrer Struktur verändert haben, wählt man in der Regel Techniken aus

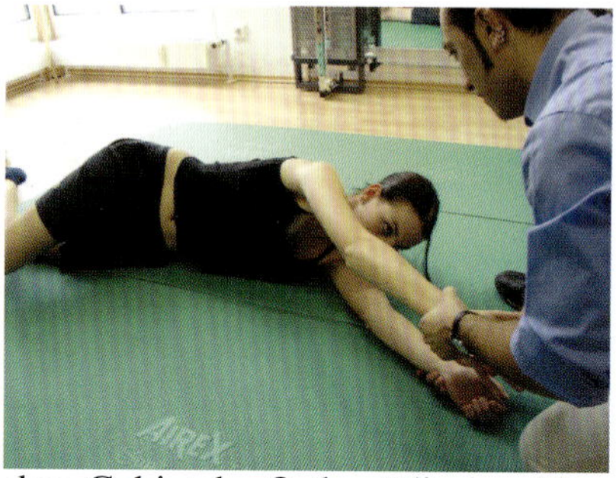

Mobilisation des Schultergelenks über Rollbewegungen auf der Matte

dem Gebiet der Orthopädischen Manuellen Therapie. In beiden Fällen spielt der funktionelle Behandlungsansatz eine zentrale Rolle.

Dauernder Informationsfluss zum und vom Gehirn ist Voraussetzung für Bewegung

PNF ist eine Behandlungsmethode, bei der mit so genannten Bewegungsmustern gearbeitet wird. Der Therapeut unterstützt den Patienten dabei, die neuromuskulären Aktivitäten, die er für seinen Alltag benötigt, zu organisieren. Zum kontrollierten Bewegen des Körpers müssen vor allem zwei Systeme korrekt arbeiten: Das Feedforward-System, welches die Bewegungsplanung im Gehirn vollzieht, und das Feedback-System, welches dem Gehirn während der Bewegungsführung ständig aktuelle Daten vermittelt, z. B. über Gelenkstellung, Muskelspannung und -länge, Bewegungsrichtung und -geschwindigkeit. So können vom Gehirn aus ständig entsprechende Korrekturen veranlasst werden, um die Bewegung möglichst erfolgreich und ökonomisch zu gestalten. Diese beiden Systeme sind bei operierten Patienten bzw. bei Patienten mit Schmerzen gestört. Hier kann der Therapeut z. B. das Feedback-System unterstützen, indem er während der Bewegungsausführung dafür sorgt, dass dem Gehirn die nötige, so genannte „propriozeptive" Information zukommt, also eben oben erwähnte Daten. Dazu dienen in erster Linie Zug- und Druckreize auf entsprechende Gewebe während einer Bewegung. Auch auf das Feedforward-System kann der Therapeut Einfluss nehmen, indem er z. B. die motorische Aufgabe möglichst funktionell und alltagsorientiert gestaltet. Jedem Menschen fällt es

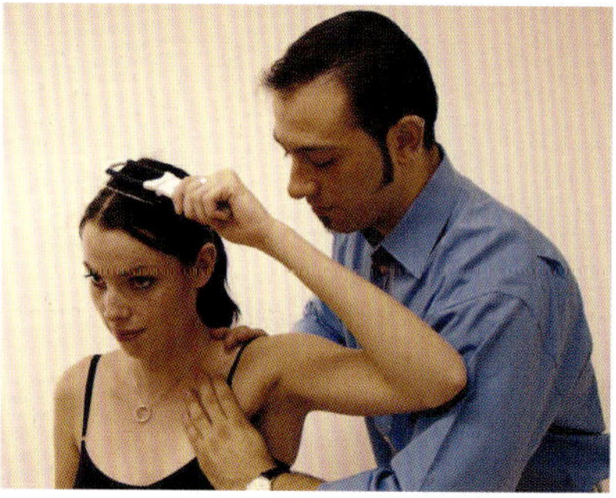

Mobilisation des Schultergelenks während einer funktionellen Willkürbewegung: Haarekämmen

leichter, eine ihm bekannte Bewegung auszuführen, als eine völlig abstrakte, neue Bewegung, welche für ihn noch nicht einmal einen Sinn ergibt. Dies gilt erst recht, wenn der Patient Schmerzen hat und sich in einer Schonhaltung befindet. „Das Gehirn kennt keine einzelnen Muskeln, es kennt nur Bewegungsmuster“ (Beevor).

Intakte Strukturen sind die Voraussetzung für gute Funktionen

Dazu ein Beispiel: Den Patienten den Arm in Rückenlage einfach nur anheben zu lassen, macht nicht viel Sinn; es handelt sich dabei nicht um eine vertraute Bewegung, die der Patient aus seinem Alltag (z. B. vom Haarekämmen, Rasieren, Essen usw.) kennt. Obwohl die biomechanische Beanspruchung im Sitzen viel größer ist, da der Arm gegen die Schwerkraft angehoben werden muss, fällt diese Bewegung dem Patienten leichter, weil sie für ihn einen Sinn ergibt und nicht zusätzlich neu gelernt werden muss. Manchmal ist es nötig, zuerst die strukturelle Voraussetzung für eine funktionelle Bewegung zu schaffen. Wenn beispielsweise Verklebungen in einer Kapselfalte bestehen und dadurch ein Gelenk in seiner Beweglichkeit eingeschränkt ist, kann der Patient einen Bewegungsauftrag evtl. nicht korrekt ausführen. Hier muss sich der Therapeut auf die strukturelle Ebene begeben und zuerst die entsprechende Struktur bearbeiten – in diesem Fall also die Gelenkkapsel –, bevor er dann auf die funktionelle Ebene zurückkehrt, um die gewünschte Bewegung durchzuführen. Je nachdem, wie lange die Bewegungseinschränkung besteht, wählt der Manualtherapeut die Behandlungsmethode aus. Besteht sie weniger als sechs Wochen, so sind die Gewebebrücken, welche die Bewegungsfähigkeit der Kapsel einschränken, in aller Regel wasserlöslich. In diesem Fall sind Mobilisationstechniken mit geringer Intensität aber langer Dauer effektiv. Bestehen die Verklebungen schon länger, dann wendet der erfahrene Manualtherapeut eventuell eine so genannte „Weichteil-Manipulation“ an, bei der mit einem wohldosierten Impuls die Verklebungen in der Kapsel ruckartig gelöst werden, so dass wieder mehr Bewegung im Gelenk möglich

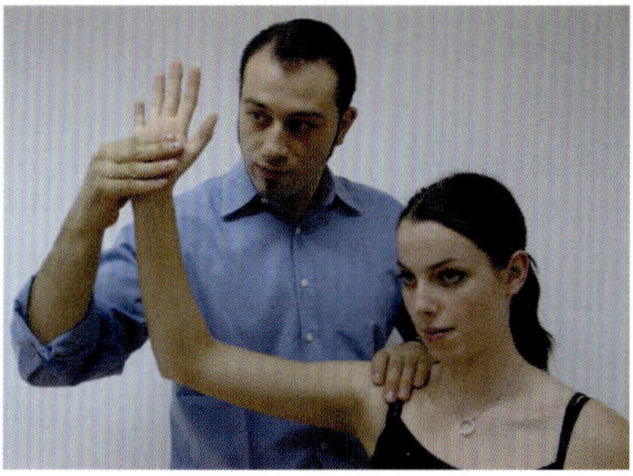

Abgeänderte PNF-Technik zur Stabilisierung des Schultergelenks bei Instabilität

wird. Der Therapeut muss also über gute anatomische, biomechanische und pathophysiologische Kenntnisse verfügen, um den richtigen Behandlungsansatz wählen zu können.

Auch das Nervensystem spielt mit

Komplexe Verletzungsmechanismen oder Operationen lösen außer strukturellen Veränderungen auch vegetativ gesteuerte biomechanische Vorgänge aus. Hierbei spielt vor allem die Aktivität des sympathischen Nervensystems eine wichtige Rolle, welche in solchen Fällen oft erhöht sein kann. Dies löst eine Reihe von biomechanischen Reaktionen aus, die zu Beginn der Wundheilung dem Schutz des Organismus dienen. Bleibt die nervale Aktivität aber z. B. aufgrund von starken Schmerzen bzw. Angst vor Schmerzen erhöht, so wirkt sich dies in vielerlei Hinsicht negativ auf den Heilungsprozess aus:

- Muskelfasern, welche die Schonhaltung aufrechterhalten, haben eine erhöhte Aktivität und behindern so die Bewegung.
- Veränderungen im Bindegewebe erleichtern so genannte Brückenbildungen zwischen den Bindegewebsfasern, die Folge sind (Kapsel-)Verklebungen.

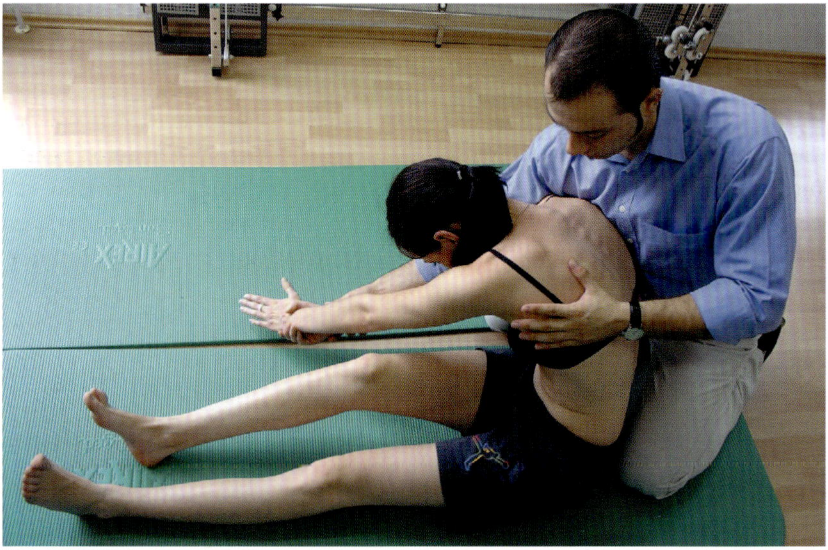

Neurale Mobilationstechnik zur Beeinflussung des vegetativen Nervensystems bei erhöhter Sympathikus-Aktivität

- Die Gleitfähigkeit des betroffenen Gelenks nimmt ab, was die Beweglichkeit zusätzlich einschränkt.
- Die Sauerstoffkonzentration im Blut nimmt bei gleichzeitiger Zunahme der Kohlendioxidkonzentration ab; vor allem neurale Strukturen (Nerven) reagieren sehr empfindlich auf einen Sauerstoffmangel, was wiederum Schmerzen verstärkt.
- Die Konzentration von Schmerzmediatoren (also Stoffe, welche dem Gehirn Schmerzen vermitteln) im betroffenen Gewebe nimmt zu.

Um diesen negativen Auswirkungen entgegenzuarbeiten, muss der Patient lernen, dass Bewegungsstrategien, die früher genutzt wurden, nicht nur möglich sind, sondern auch schmerzfrei ausgeführt werden können und sicher zum Ziel führen. Nur so können sich die Sympathikus-Aktivität und die daraus resultierenden Veränderungen wieder normalisieren. Positive Bewegungserfahrung mit dem verletzten Körperteil motiviert zum Wiederholen dieser Bewegungen und Wiederholen bedeutet Lernen des normalen Bewegungsmusters.

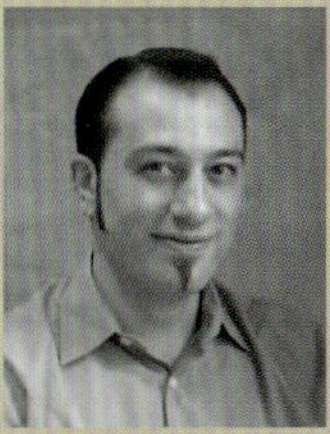

Daniel Konstantinidis, Physiotherapeut und Manualtherapeut (PT-OMT), betreibt seit sechs Jahren in Esslingen am Neckar eine Praxis für Physiotherapie. Er bildete sich vor allem in den Bereichen Orthopädische Manuelle Therapie, Osteopathie, PNF und Akupunktur weiter. Neben seiner Praxistätigkeit unterrichtet er im Rahmen von Fortbildungsveranstaltungen zu KPM (Klinisches Patienten Management) und Cranio-Concept (Behandlung craniomandibulärer Dysfunktionen) in verschiedenen europäischen Städten.

Ziel der therapeutischen Bemühungen ist die Selbstständigkeit im Alltag

Eine funktionelle Behandlung des betroffenen Körperabschnitts hat auch einen positiven Einfluss auf die so genannte kortikale Repräsentation. Kortikale Repräsentationsfelder unseres Körpers, also die Abbildung von Organen und Körpersystemen in einem bestimmten Gehirnbereich, sind veränderbar. Solange wir unsere entsprechenden Körperteile, z. B. die Schulter, sinnvoll benutzen, werden diese aufrechterhalten. Sowohl bei längerer Ruhigstellung als auch bei Schmerzen verwischt sich dieses Körperschema im Gehirn, was die Durchführung von koordinierten Bewegungen beeinträchtigt. Hier ist die Integrierung des verletzten Körperteils bei der Therapie die Voraussetzung für die Wiederherstellung der Repräsentationsfelder im Gehirn und somit für die Qualität der im Alltag ausgeführten Bewegungen. Die Grundlage für Wundheilung und Rehabilitation von verletztem Gewebe bilden jedoch immer noch die Stoffwechselvorgänge des Körpers. Nur wenn diese optimal ablaufen, kann eine Verletzung auch optimal ausheilen. Oftmals wird nicht beachtet, welche Faktoren unseres täglichen Lebens einen negativen Einfluss auf die Wundheilung ausüben können, wie z. B.:

- Überlastung des heilenden Gewebes im Alltag
- Rauchen
- Grunderkrankungen wie Diabetes oder Arteriosklerose
- einseitige/falsche Ernährung
- Verdauungsstörungen
- zu geringe Flüssigkeitszufuhr
- Stress
- Verschiebungen im Säure-Basen-Haushalt
- ein geschwächtes Immunsystem.

Der Therapeut sollte den Patienten über diese Zusammenhänge aufklären und Lösungsvorschläge anbieten, damit der Therapieerfolg optimiert wird. Nur wenn all diese Faktoren bei der Therapie berücksichtigt werden, erhält der Patient eine individuelle, den aktuellen Erkenntnissen entsprechende Therapie.

Zusatztherapie aus dem Bereich Biochemie und Biophysik

Mit SCENAR gegen Schmerzen

von Martin Ege

Wie alles anfing

In den 70er Jahren des letzten Jahrhunderts sind russische Weltraumbehörden an Mediziner, Physiker und Ingenieure herangetreten mit der Bitte, ein handliches effektives Gerät zu entwickeln, mit dem sich die Kosmonauten bei gesundheitlichen Problemen im Weltall behandeln können. Das Ergebnis war SCENAR (Self Controlled

Indikationen für SCENAR: !

- alle Formen von Schmerzzuständen
- alle Funktionsstörungen des muskulären Systems
- stumpfe Verletzungen sowie degenerative Schäden des Bewegungsapparates

Energo Neuro Adaptive Regulation = Selbst kontrollierte anpassende Regulation des Energie- und Nervensystems des Körpers). Seitdem wurde das Gerät sehr erfolgreich weiterentwickelt. Vor allem bei der Therapie von Verletzungen und Störungen des menschlichen Haltungsapparates und speziell im Bereich des Hochleistungssports wird es für eine schnelle und wirkungsvolle Therapie eingesetzt.

Wirkungsweise von SCENAR

Das Gerät sendet mittels paarig angeordneter Elektroden über die Haut einen kurzen elektrischen Impuls aus, auf den der Organismus in spezifischer Weise antwortet. Diese Reaktion des Körpers in Form von Nervenimpulsen wird erfasst, gemessen und anschließend computergesteuert modifiziert. Dadurch können die bei Erkrankungen oftmals blockierten Nervensignale wieder gelöst werden und die Nervenbotenstoffe, die eine Eigenregulation in Gang setzen können, werden wieder in ausreichender Menge gebildet.
Bei der Behandlung wird das Gerät über bestimmte Hautareale – vor allem über die schmerzhaften Bereiche – geführt. Besonders in diesen

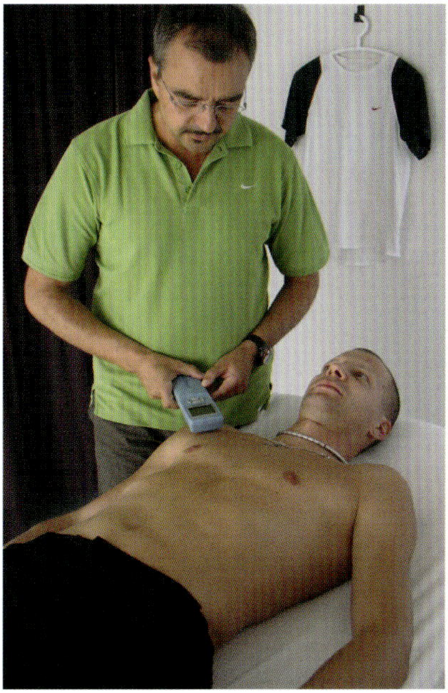

SCENAR-Behandlung der Schulter von Tobias Unger, dem mehrfachen Deutschen Meister und Europameister über 200 Meter, Siebter bei den Olympischen Spielen 2004 in Athen

Arealen spürt der Behandler anfangs eine erschwerte Verschiebbarkeit. Nach einer gewissen Zeit wird jedoch das Führen wieder leichter. Dies kann als Zeichen für die Stoffwechselverbesserung gedeutet werden.
Grundsätzlich ist die Behandlung mit Reizstrom oder ähnlichen Geräten in der Physiotherapie keine Neuheit mehr, doch ist SCENAR nicht mit der herkömmlichen Elektrotherapie zu vergleichen, bei der kontinuierliche Impulse ausgesandt werden. Der entscheidende Unterschied ist das individuelle Impulsmuster, mit dem Hochleistungsgerät und Organismus quasi miteinander kommunizieren. Eine Gewöhnung tritt daher nicht ein und der Körper wird zu einer ständigen Reaktion angeregt.

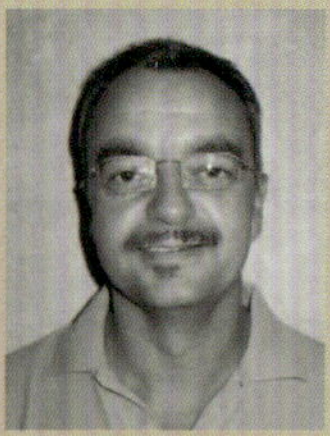

Der Physiotherapeut Martin Ege ist seit 20 Jahren selbstständig tätig. Seine Praxis befindet sich in Wendlingen am Neckar. Seit 2001 betreut er Leichtathleten des DLV. Er ist Mitglied im Verband Physikalische Therapie VPT, wo er auch die Ausbildung zum Manualtherapeuten absolvierte.

Ziel der Behandlung mit SCENAR ist:

- Reduktion der Schmerzen
- Verbesserung des Stoffwechsels
- Verbesserung der Verschieblichkeit des Gewebes
- Regulierung der muskulären Spannungsverhältnisse
- Verkürzung der Rehabilitationsphase
- Wiederherstellung des gestörten Energieflusses.

SCENAR auch an der Schulter

Die Behandlung der erkrankten Schulter ist heute sehr komplex. Der Einsatz von medizinischen Geräten aus der Raumfahrttechnik kann dabei jedoch sehr hilfreich sein. Dadurch dass die Wirkung meist sehr rasch erfolgt und Nebenwirkungen nicht bekannt sind, stellen sie eine optimale Ergänzung zur Physikalischen Therapie dar. Grundvoraussetzung einer guten Schulterbehandlung ist jedoch das frühzeitige Aufsuchen eines Schulterspezialisten, die Zusammenarbeit zwischen Arzt und Therapeut sowie eine gute Complience der Patienten.

Schmerztherapie auf neuen Wegen

Akupunktur und Schulterbehandlung

von Karin Seiler

Wer schon einmal Schulterschmerzen hatte, weiß, wie quälend und schlafraubend sie sein können. Heute finden immer mehr Patienten Erleichterung und Hilfe durch alternative Therapiemethoden wie die Akupunktur. Für viele unserer Patienten ist es schwer nachvollziehbar, wie Akupunktur und Energiearbeit funktionieren, doch die Behandlungserfolge sprechen für sich.

Krankheit – gestörte Harmonie

Die chinesische Medizin hat ein grundsätzlich anderes Verständnis von Medizin und Heilen als die westliche Schulmedizin. Während diese auf die jeweilige Erkrankung konzentriert und nach dem Ursache-Wirkungs-Prinzip vorgeht (Welches erkrankte Organ bewirkt welche Beschwerden?), lenkt die therapeutische Kunst aus dem Reich der Mitte ihr ganzes Augenmerk auf die ganzheitliche Wahrnehmung des Patienten und seine Gesundung.

Chinesische Medizin ist eine präventive Medizin. Der Therapeut soll durch sorgfältige Anamnese die Disposition zu einer Krankheit schon im Vorfeld erkennen und durch geeignete Mittel behandeln. Grundlage der chinesischen Heilkunst und jeder Anwendung der Akupunktur ist das Ideal einer Harmonie von Geist und Körper. Alles Vitale gehorcht dem fundamentalen Naturgesetz der Gegensätze Yin (weibliches Prinzip) und Yang (männliches Prinzip), die stets im energetischen Gleichgewicht existieren müssen. Ist diese Harmonie im Körper gestört, wird der Mensch krank. Der Therapeut muss also versuchen, die Balance wiederherzustellen. Die Akupunktur ist hierfür ein wichtiges Instrumentarium.

Therapie für ein vitales Gleichgewicht

Der Begriff Akupunktur stammt von lateinisch acus (Nadel) und pungere (stechen). Auf chinesisch bedeutet es Zhenjiu (Stechen und Brennen). Nach chinesischer Vorstellung existieren im menschlichen Körper Energiebahnen, so genannte Meridiane. Durch sie fließt die Lebensenergie (chinesisch Qi), auf der alle vitalen Prozesse beruhen. Auf diesen Bahnen befinden sich zentrale Punkte, die Akupunkturpunkte, mit deren Hilfe man den Qi-Fluss regulieren kann.

Die Punkte stehen mit den einzelnen Organsystemen in wechselseitiger

Beziehung. Wird der alles durchströmende und belebende Energiefluss gestört, gerät die Harmonie in Unordnung – der Mensch wird krank und empfindet Schmerzen. Durch Akupunktur kann die energetische Blockade beseitigt werden.

Akupunktur in der Praxis

Die Nadeln aus Edelstahl, Chrom, Silber oder Gold unterschiedlicher Stärke werden an den Akupunkturpunkten in die Haut gestochen. Durch die Reizung wird Energie umverteilt. Die Nadeln werden in unterschiedlichen Winkeln angesetzt. Durch Drehen, Heben und Senken wird der Akupunkturpunkt stimuliert. Der Patient empfindet daraufhin ein Gefühl der Wärme, der Kälte, ein Kribbeln, Schwere oder Taubheit. All diese Wahrnehmungen nennt man De-Qi-Gefühl.

Was bewirkt die Akupunktur? Sie hat, um nur einige der wichtigsten Wirkungen zu nennen, einen

- analgetischen (schmerzstillenden) Effekt
- sedierenden (beruhigenden) Effekt
- homöostatischen (ausgleichend-harmonisierenden) Effekt
- immunstimulierenden Effekt

Moxibustion, Akupressur und Energie

Die Akupunkturpunkte können aber auch ohne Nadelstiche stimuliert

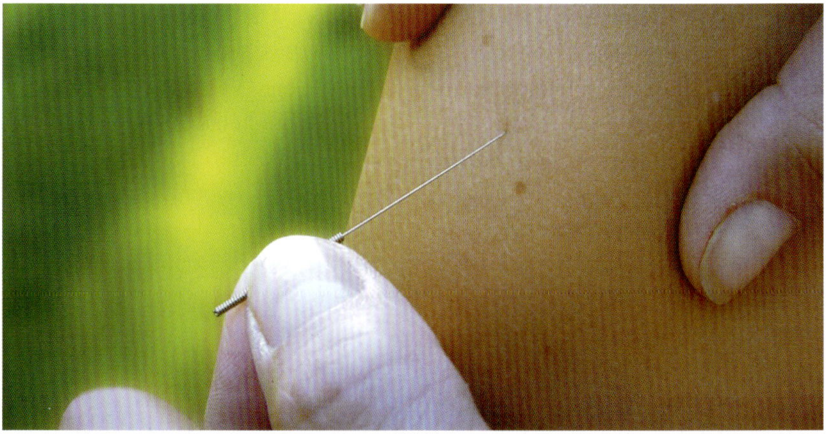

werden. Punktgenau angebrachte Wärme und Druckmassagen haben dieselben Auswirkungen auf den Patienten. Bei der Moxibustion wird eine „Zigarre" aus Moxa-Kraut (Beifuß) angezündet und an die entsprechenden Punkte gehalten. Die Wärme und die Inhaltsstoffe sollen den Heilungsprozess verstärken. Über den jeweiligen Akupunkturpunkt bekommt der Körper einen Reiz, der die körpereigenen Heilungskräfte aktivieren soll.

Andere, in der Physiotherapie weit verbreitete Methoden, sind die Akupressur und Shiatsu (japanische Variante der Akupressur). Beide sind Druckmassagetechniken. Der Druck wird dabei mit den Fingerkuppen, dem Daumen oder den Handflächen ausgeübt.

In unserer krankengymnastischen Praxis in Unterensingen arbeiten wir viel energetisch, was eine ausgezeichnete Ergänzung zu osteopathischen Behandlungsmethoden und der hierzulande üblichen Physiotherapie darstellt. Wir verwenden zwar Akupunkturpunkte, benutzen dafür aber keine Nadeln, da dies Physiotherapeuten in Deutschland untersagt ist. Allerdings haben wir die Erfahrung gemacht, dass es hierzulande häufig sogar besser ist, „Akupunktur ohne Nadeln" durchzuführen. Für viele Patienten sind Nadeln nämlich längst keine Selbstverständlichkeit wie in Asien. Angst aber kann neue Blockaden hervorrufen.

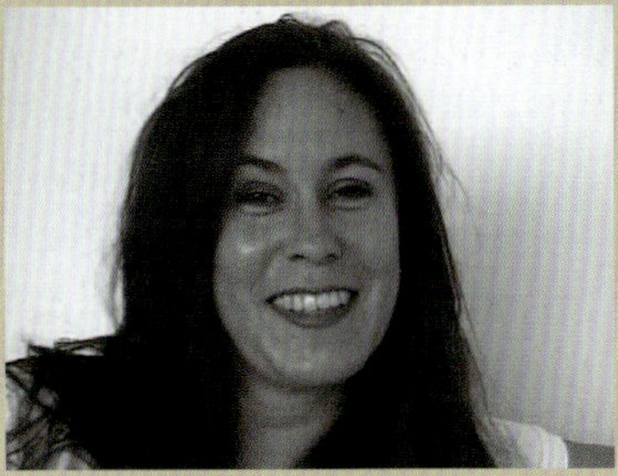

Karin Seiler erlernte Theorie und Praxis der Akupunktur in einem mehrwöchigen Intensivkurs bei einem der international renommiertesten Akupunkteure, Prof. Dr. Sir Anton Jayasuriya (Colombo, Sri Lanka). In ihrer vorhergehenden mehrjährigen Ausbildung zur Qi-Mag-Gesundheitsberaterin bei Prof. Dr. Jes Lim (Neuseeland), die sie mit dem Diplom abschloss, hat sie sich das erforderliche Hintergrundwissen und die unverzichtbare Übung für die therapeutische Anwendung der Energiearbeit angeeignet. Für den erfolgreichen Abschluss ihrer Gesamtstudien hat sie den in Sri Lanka vergebenen Titel eines Doctor of Acupuncture erhalten. Sie praktiziert als selbstständige Physiotherapeutin in Unterensingen bei Stuttgart.

Akupunktur in Deutschland

Bis zu Beginn der siebziger Jahre war Akupunktur allenfalls Eingeweihten ein Begriff. Heute wird sie von bis zu 50.000 Medizinern in Deutschland an rund 1,5 Millionen Patienten jährlich praktiziert. Beklagenswert ist allerdings das mitunter schlechte Ausbildungsniveau. Viele Ärzte betreiben die Akupunktur bereits nach Besuch einiger Wochenendkurse oder nach der Buchlektüre. Die Wahl der entsprechenden Punkte erfordert aber ein hohes Maß an Kenntnissen und praktischer Erfahrung sowie ein Verständnis für diese völlig andere Art von Medizin. Dass die Akupunktur zu einer Modeerscheinung geworden ist, kann man nur bedauern. Sie eignet sich nicht als schmückendes Beiwerk auf dem Praxisschild. Eine bessere Qualifikation ist deshalb wünschenswert.

Akupunktur und Orthopädie

Akupunktur vermag Gestörtes wieder in Ordnung zu bringen, Zerstörtes jedoch nicht wieder herzustellen. Dies gilt vor allem auch für Schultererkrankungen. Sie gehören zu den schmerzhaftesten orthopädischen Erkrankungen. Gerade hier greift die Akupunktur in ihren verschiedenen Varianten: Der mitunter unerträgliche Dauerschmerz kann häufig schon nach wenigen Therapiesitzungen merklich gelindert werden. Akupunktur, Akupressur, Moxibustion und Energiearbeit sind gerade in der Schmerzphysiotherapie von entscheidender Bedeutung. Dies hat die Autorin in ihrer achtzehnjährigen Tätigkeit als Physiotherapeutin in unzähligen Therapien erfahren können. Gerade Physiotherapeuten und Orthopäden können hier wirksam und erfolgreich zusammenarbeiten – zum Wohle des Patienten.

Osteopathie

„Alles Leben ist Bewegung"

von Martin Schulze

Mittlerweile gibt es zahlreiche Therapieverfahren, mit denen der Physiotherapeut „Hand an seinen Patienten legen" kann, wie z. B. die PNF-Methode, Manuelle Therapie, klassische Massage, Feldenkraismethode, Strukturelle Integration/Rolfing, die Orthobionomy oder die bei Schultererkrankungen sehr effektiven Behandlungen nach Dr. James Cyriax. Daneben gewinnt

die in anderen Ländern schon sehr viel weiter verbreitete Osteopathie auch in Deutschland immer mehr an Bedeutung und Bekanntheit.
Die Osteopathie wurde im 19. Jahrhundert in den USA entwickelt und ist eine Form der manuellen Therapie. In anderen Ländern gilt sie als ein etablierter, gleichberechtigter Zweig der Medizin und wird als „normales" Fach an Universitäten gelehrt. In der Osteopathie wird der Menschen als untrennbare Einheit betrachtet. Bewegungsapparat, innere Organe und das vegetative Nervensystem sind untereinander beweglich verbunden und beeinflussen sich wechselseitig. Wird an einer Stelle des Körpers diese Verbindung blockiert, hat das Auswirkungen auf den gesamten Organismus. Aufgabe des Osteopathen ist es, solche krankheitsauslösenden Bewegungseinschränkungen oder Blockierungen aufzuspüren und zu lösen.

Die Hauptziele einer osteopathischen Behandlung sind:

- Die Wiederherstellung des Gleichgewichts der verschiedenen Systeme im menschlichen Körper.
- Die Behebung von Störungen im Gleichgewicht der Organe, die in Bezug zur Symptomatik des Patienten stehen können.
- Die Normalisierung von Funktionen und Strukturen über die geklagte Symptomatik hinaus.

Für die Patienten empfiehlt es sich, vor Beginn der Behandlung mit dem Therapeuten seiner Wahl ein kurzes Vorgespräch über die geplanten Behandlungsschritte zu führen. Ein so gut vorbereiteter und informierter Patient geht motiviert und zuversichtlich zu seinen Therapiestunden und ermöglicht somit sich und seinem Therapeuten den größtmöglichen Behandlungserfolg.

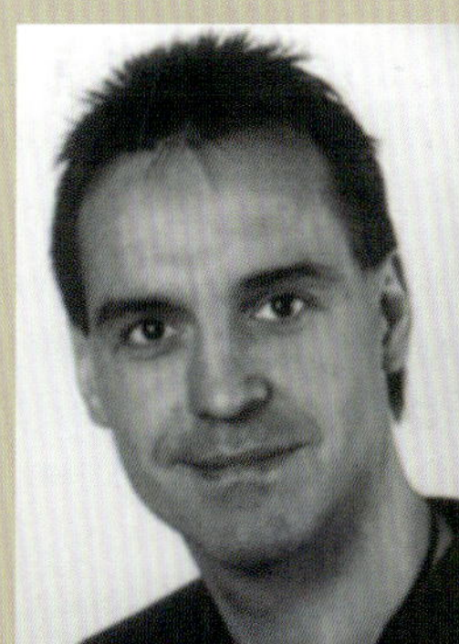

Michael Schulze, Physiotherapeut, seit 20 Jahren in eigener Praxis in Frickenhausen tätig. Kontinuierliche Fortbildungen in Manueller Medizin, Osteopathie und auf vielen anderen körpertherapeutischen Gebieten.
Seit vielen Jahren Behandlung von Profisportlern (Fußballbundesliga, Tennis, Tischtennis).

Naturheilkundliche Behandlungsmethoden bei Schultergelenkserkrankungen

von Dr. Wolfgang Sanwald

Schultergelenksbeschwerden werden im Wesentlichen durch die umgebenden Weichteile wie Bänder, Gelenkkapseln, Muskeln, Sehnen sowie Schleimbeutel verursacht. Zu ihrer Behandlung wurden in Europa besondere naturheilkundliche Therapieverfahren entwickelt, die sich auch heute noch im Rahmen der modernen Medizin bewähren, insbesondere, wenn eine effektive konservative Therapie durchgeführt werden soll.

Blutegeltherapie

Blutegel werden eingesetzt bei schmerzhaften, akuten und degenerativen Schultergelenkserkrankungen, bei akuten und chronischen Weichteilschmerzen sowie bei Weichteilschwellungen. Bisher wurden ca. 20 Inhaltsstoffe im Blutegelsekret gefunden, u. a. Hirudin, Hyaluronidase, Calin, Eglin, Bdellin, Orgelase, Destabilase, Apyrase, Kollagenese und Hämentin. Diese Substanzen wirken entzündungshemmend, durchblutungsfördernd, entstauend, gefäßerweiternd, strombeschleunigend, schmerzstillend, gerinnungshemmend und lymphdrainierend. Allerdings sollte beachtet werden, dass bei angeborenen und erworbenen Blutgerinnungsstörungen, bei arteriellen Verschlusskrankheiten und bei der diabetischen Microangiopathie Blutegel kontraindiziert sind.

Bei einer Anwendung werden bis zu zwölf Blutegel, die beim Apotheker oder direkt bei einer Zuchtanstalt bestellt werden, aufgebracht. Der Blutverlust durch Saugen des Tieres beträgt etwa 10 ml je Blutegel. Dazu kommt eine Nachblutung von 20 bis 50 ml je Blutegel. Die Egel fallen nach 20 bis 60 Min., sobald sie sich vollgesogen haben, von alleine ab. Für etwa 24 Stunden bluten die Bissstellen dann noch nach. Auch am zweiten und dritten Tag kann die Bissstelle immer noch leicht bluten.

Als Nebenwirkungen sind eine Rötung der Bisswunde bekannt sowie ein Juckreiz, der oftmals eine Woche mit abnehmender Tendenz bestehen kann. Dieser kann gelindert werden durch Salzwickel (4 bis 5 Essl. Salz in 1 l Wasser auflösen, eine mit der Lösung getränkte Kompresse für 30 Minuten auf die entzündeten Bissstellen einwirken lassen, bei Bedarf mehrmals täglich).

Cantharidenpflaster

Das Cantharidenpflaster zählt zu den so genannten ausleitenden Verfahren.

Hauptwirkstoff ist das Cantharidin, das aus dem gemahlenen Ölkäfer (Lytta vescatoria) unter Zusatz von Harzen wie Elemi und Styriax hergestellt wird. Es wird angewendet bei chronischen Schultergelenksbeschwerden und Bewegungseinschränkungen im Schultergelenk. Es wirkt entzündungshemmend, lymphdrainierend, schmerzlindernd und gewebelockernd.
Kontraindiziert ist es bei akuten Blasen- und/oder Nierenbeckenentzündungen, Gangrän, Stauungsödemen, arteriellen Durchblutungsstörungen, allen unklaren Hautveränderungen, akut entzündeten Gelenken sowie bei bekannter Tendenz zu überschießender Narbenbildung.
Im Allgemeinen bleibt das Pflaster 8 bis 12 Stunden an seinem Wirkort. Es erzeugt dort eine örtliche, blasige Hautentzündung, die ohne Narbenbildung abheilt. Manchmal verbleibt eine Hyperpigmentierung, die sich in der Regel aber nach einem Jahr zurückgebildet hat.

Baunscheidtverfahren

Bei dem um 1848 von dem Ingenieur Carl Baunscheidt entwickelten Verfahren werden mit einem Nadelgerät die obersten Hautschichten oberflächlich gestichelt und dann mit einem Hautreizöl, das Lorbeeröl, Senföl, Wacholderöl, Cajeputöl sowie andere hautreizende Öle enthält, eingerieben. Dadurch entstehen auf der Haut Quaddeln. Zuweilen bilden sich auch kleine eitrig gefüllte Bläschen. Sie verschwinden nach wenigen Tagen. Braunscheidtieren wirkt durchblutungsfördernd, entzündungshemmend, lymphdrainierend, gewebserweichend und schmerzstillend. Das Verfahren wird eingesetzt bei akuten und chronischen entzündlichen und nicht entzündlichen Erkrankungen im Schultergelenk. Nicht angewendet werden sollte es bei Autoimmunerkrankungen, Fieber, lokalen Entzündungen sowie bei bekannter Allergie gegen die Inhaltsstoffe.

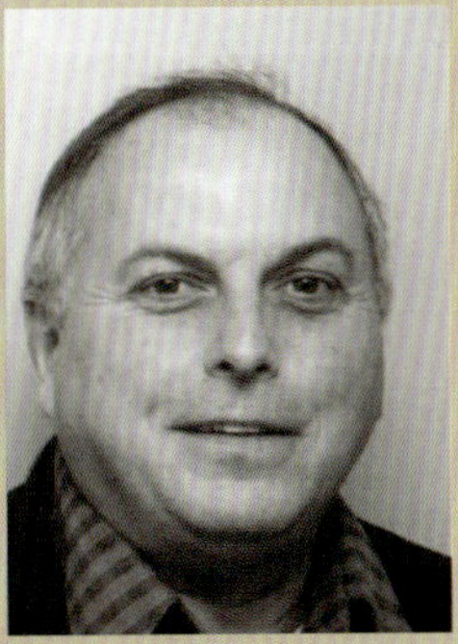

Dr. Wolfgang Sanwald ist Arzt für Allgemeinmedizin, Chirotherapie und Naturheilkunde. Er praktiziert im Haus der traditionellen Medizin in Beuren und betreut dort unter anderem als Badearzt Schulterpatienten bei der „Beurener Kurzkur".

Kapitel 7

Schulter und Sport

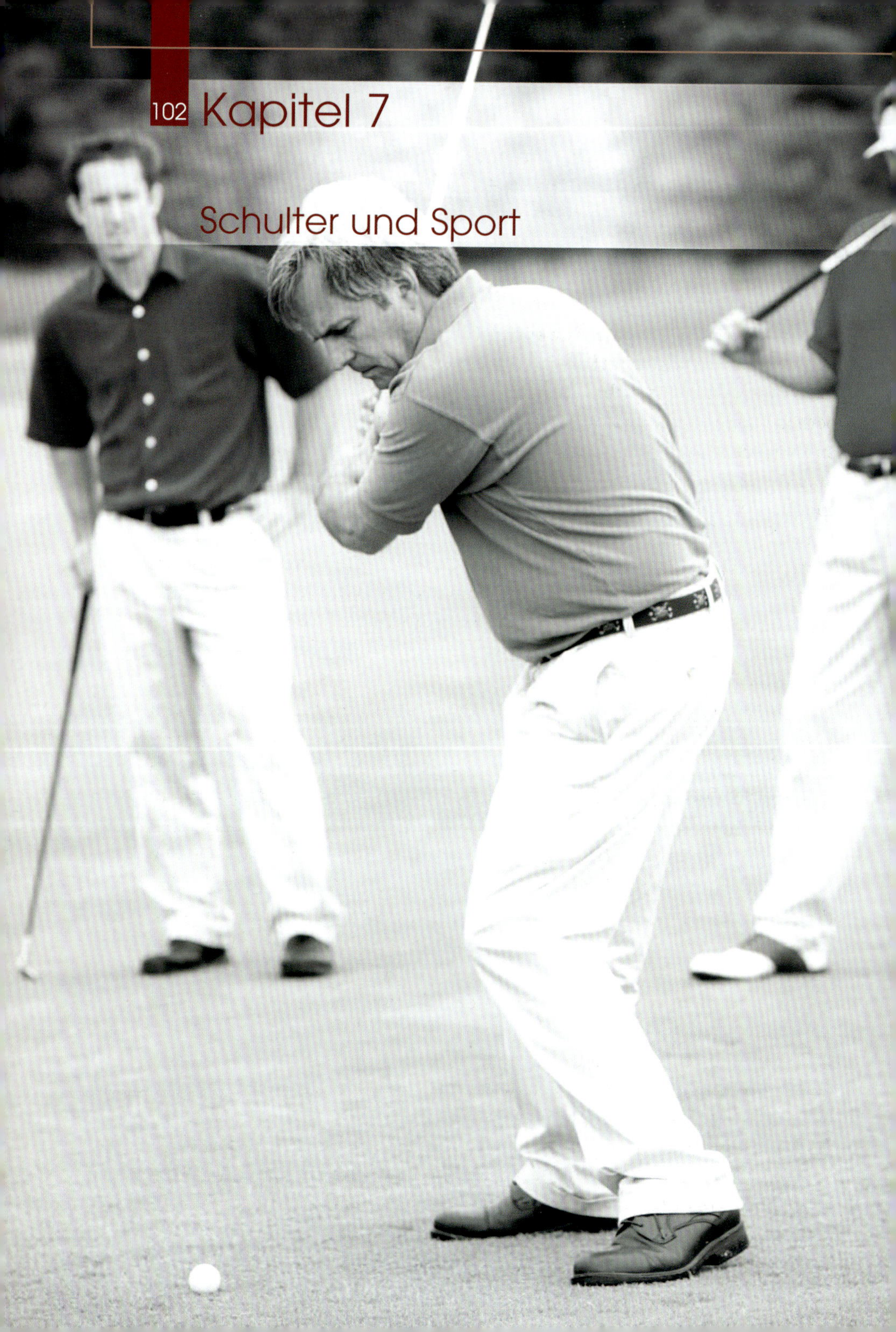

Schulter und Sport

Dass Sport Gesundheit und Wohlbefinden fördert, ist inzwischen allseits bekannt. Ein bestimmtes Maß an körperlicher Betätigung beugt Krankheiten vor und kann sie sogar heilen. Körperliche und geistige Fitness hängen eng mit einer ausgewogenen Belastung zusammen. So haben denn auch sportliche Aktivitäten in den letzten Jahren einen ungeahnten Aufschwung erlebt. Kaum ein Erwachsener, der sich nicht zum Ausgleich von beruflichem Stress in irgendeiner Weise sportlich betätigt. Ob Rad fahren oder Laufen, Golfen oder Tennis spielen, die Möglichkeiten, den Körper zu trainieren und den Geist zu entspannen, sind schier unendlich: Allein in Deutschland spielen nahezu 400.000 Menschen regelmäßig Golf und fast zwei Millionen Tennisbegeisterte sind im Deutschen Tennisbund organisiert.

Stürze führen leicht zu Schulterverletzungen

Doch der Sport-Enthusiasmus hat zwei Seiten. So ist nicht nur die Zahl der Sporttreibenden gestiegen, auch die Zahl an Sportverletzungen hat zugenommen. Dabei spielt die Schulter eine besondere Rolle. Schulterverletzungen werden verursacht durch massive Krafteinwirkung von außen (z. B. bei Stürzen) oder auch von inneren Veränderungen (z. B. durch einen erhöhten Gelenkverschleiß). Verletzungen haben vor allem durch den Boom beim Inline-Skating und Rad fahren (Rennrad ebenso wie Mountain-Biking) stark zugenommen. An erster Stelle bei verletzungsbedingten Schultererkrankungen sind Kontaktsportarten wie Fuß- und Handball und insbesondere Ringen, Judo oder American Football zu nennen. Bei ihnen kann es durch den Zusammenprall zweier Spieler leicht zu einem Sturz auf die Schulter kommen. Handballer, Volleyballer aber auch Beach-Volleyballer und Wasserballer sind darüber hinaus durch den permanenten Einsatz der Schulter bei den Wurfbewegungen akut gefährdet. Am häufigsten kommen hier Luxationen mit Ausrissen der Pfannenlippe, Risse der Rotatorenmanschette und der Bizepssehne vor.

Werfer strapazieren ihre Schulter

Doch nicht nur Mannschaftsspieler, sondern alle Sportler aus Wurfdisziplinen (Speerwurf, Hammerwurf,

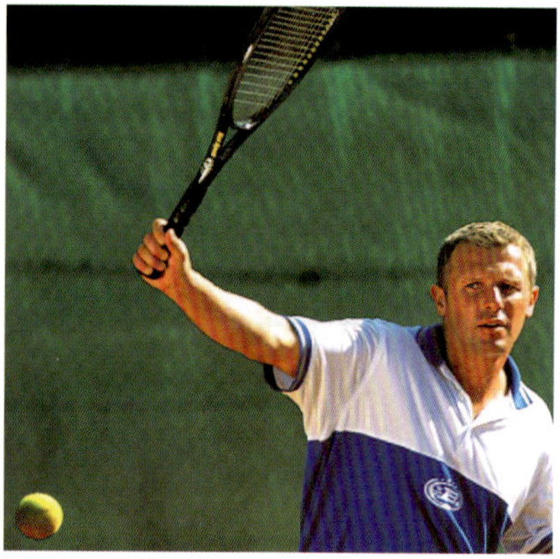

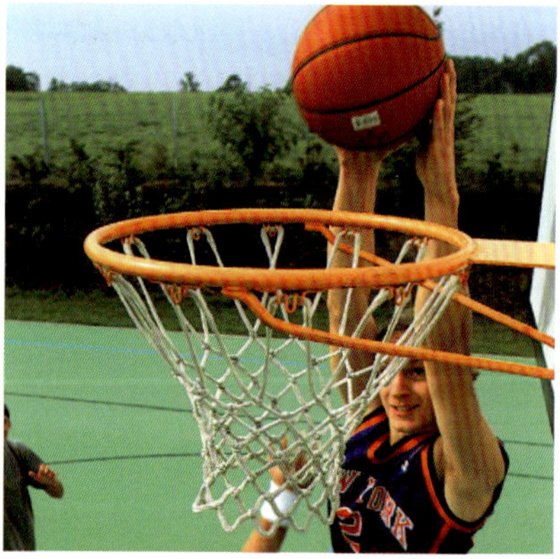

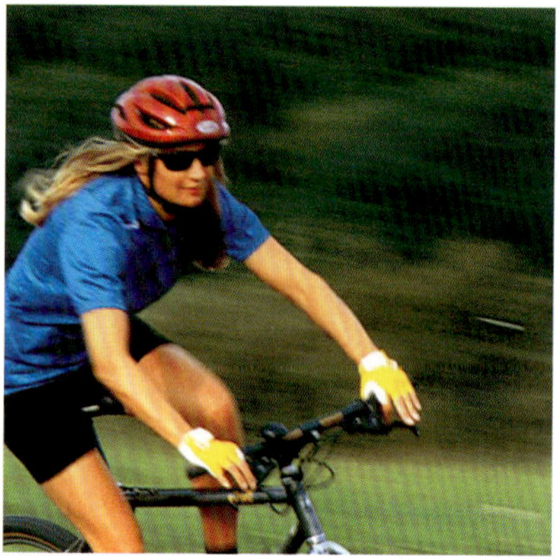

Kugelstoßen, Diskuswerfen) sind potentielle Schulterpatienten. Die typische Wurfposition mit abgespreiztem, angehobenem und nach außen gedrehtem Arm stellt eine extreme Belastung der Schulter dar, vor allem für die Sehne des Supraspinatus und Teile der Pfannenlippe. Dabei sind vor allem Gelegenheitssportler, die „mal eben" ohne besondere Vorbereitung ein Sportabzeichen erlangen wollen, und Anfänger bei oft mangelndem Aufwärmen, falscher Technik und zu großem Ehrgeiz eher gefährdet als Leistungssportler. Sie trainieren zwar mehr, bereiten sich dafür aber unter fachlicher Aufsicht auf die Wettkämpfe vor. Ähnliches gilt für Skifahrer, die zudem oft unterkühlt oder unter Alkoholeinfluss bei Stürzen ein hohes Risiko eingehen. Neben einem Riss der Kreuzbänder im Knie kann hier auch die Schulter auskugeln oder die Pfannenlippe in Mitleidenschaft gezogen werden.

Beim Werfen müssen große Kräfte aufgewendet werden

Besonders leicht kann es natürlich zu Verletzungen bei sportlicher Aktivität kommen, wenn die entsprechenden Strukturen schon durch wiederholte – nicht bemerkte – Mikrotraumen vorgeschädigt sind. Solche feinsten und kleinsten Verletzungen lassen sich auch durch ein optimales Training nicht immer völlig verhindern. Wie stark die Schulter aber durch ein gezieltes Muskeltraining stabilisiert werden kann, zeigen Gewichtheber. Bei ihnen kommt es – trotz enormer Belastung der Schulter – eher selten zu Verletzungen, weil bei ihnen die Muskulatur das Gelenk wie ein maßgefertigter Anzug umgibt und schützt. Normalerweise ist bei anderen Sportarten dieser „Schutzmantel" nicht derart ausgeprägt, so dass die Schulter häufiger kleinen Traumen ausgesetzt ist. So kommt es bei Tennisspielern besonders beim Aufschlag kurzfristig zu extremen Kräften, die das Doppelte des Körpergewichts betragen können. Dabei wird nicht einmal ein Fünftel der Energie für den Schlag an sich benötigt. Der größte Teil der aufgewendeten Muskelkraft ist zur Stabilisierung des Gelenks erforderlich, damit alle beteiligten Gelenkteile an ihrem optimalen Platz bleiben. Schon Abwei-

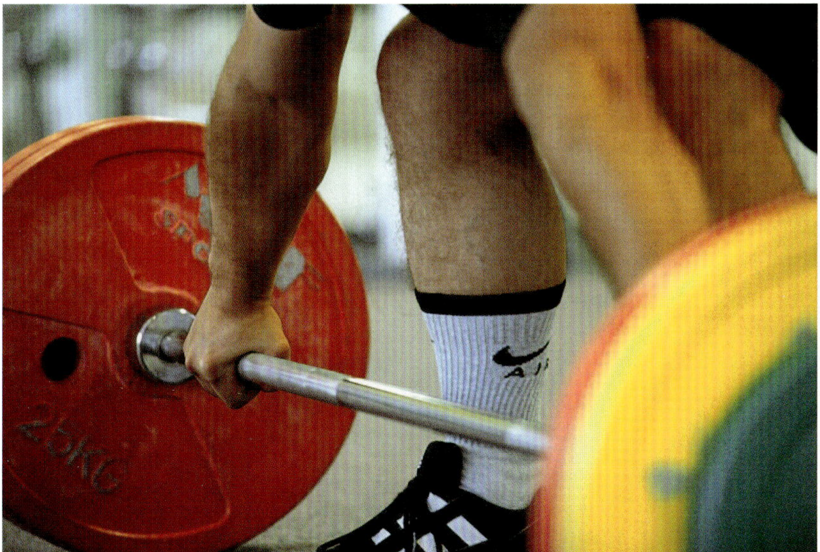

Bei Gewichthebern kommt es eher selten zu Verletzungen, da bei ihnen die starke Muskulatur das Gelenk wie ein maßgefertigter Anzug fest umgibt und schützt.

chungen von wenigen Millimetern können zu einer exzentrischen Krafteinwirkung und bei ständiger Wiederholung zu Schäden wie z. B. einer Instabilität führen.

Meist sind die Schmerzen von einer Schwellung und Rötung der Schulter begleitet. Werden solche akuten Zustände nicht ausreichend kuriert – das bedeutet neben einer fachärzt-

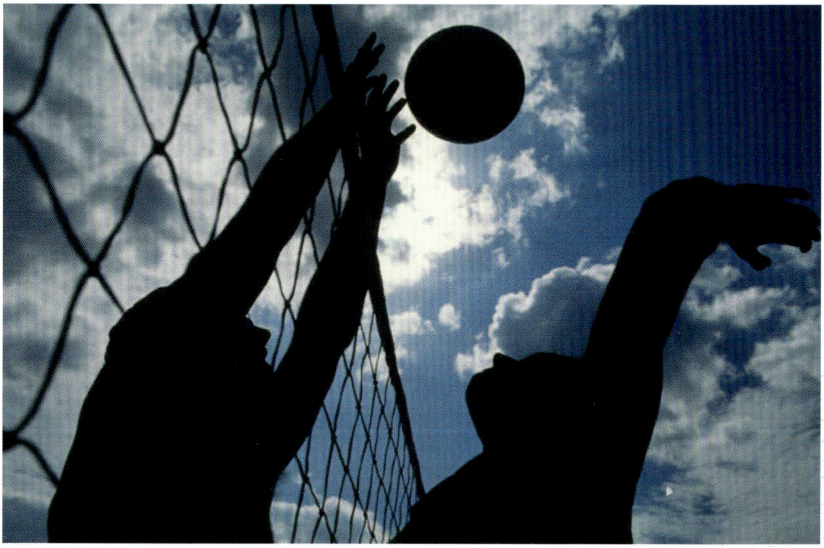

lichen Behandlung auch eine Spielpause bis zur völligen Genesung – kann sich leicht eine chronische Schädigung entwickeln.

Auch wiederholte Kapseldehnungen, die beim Versuch, die Gelenkbeweglichkeit maximal auszunutzen, auftreten können (z. B. bei weit ausholenden Schlagbewegungen), stellen Mikrotraumen dar. Treten sie häufig auf, können auch sie auf Dau-

Schleimbeutel reagieren als erste gereizt

Erste Folge einer Überlastung ist häufig eine Entzündung in den Schleimbeuteln (Bursitis), die zu akuten, heftigen Schmerzen führt und eine normale Beweglichkeit der Schulter verhindert. Solche Schmerzen treten vornehmlich am Morgen nach der Belastung auf.

er zu einer Gelenkinstabilität führen. Ein derartig instabiles Gelenk ist eine der häufigsten Ursachen für ein schmerzhaftes Impingement, also ein Engesyndrom. Weiterhin kann es dadurch zu erheblichen Belastungen mit nachfolgenden Schädigungen – bis hin zum Einriss – der Sehnen der Rotatorenmanschette kommen. Entscheidend ist auch hier: Wie häufig treten derartige Mikrotraumen auf und wie konsequent können sie ausheilen?

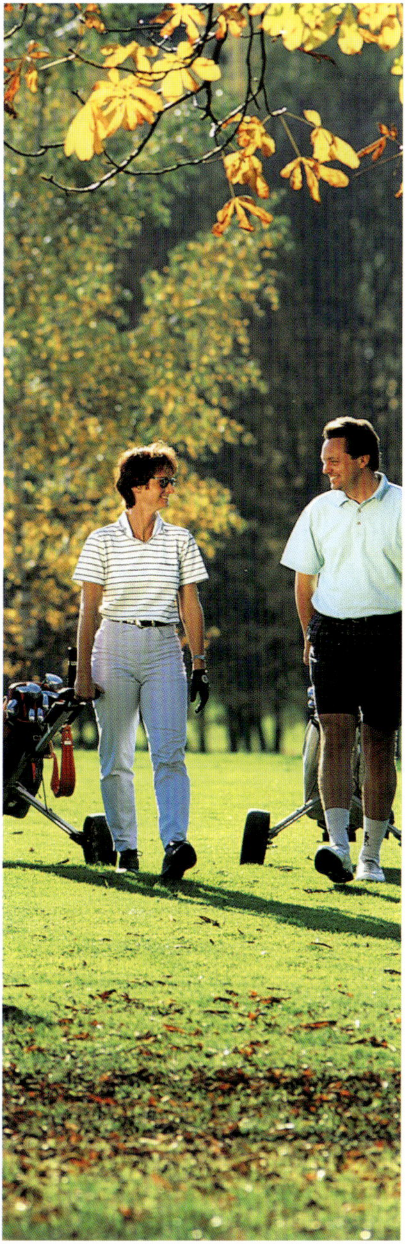

Beim Golf dreht sich alles um die Schulter

Die unter dem Begriff „Golferschulter“ bekannte schmerzhafte Schultererkrankung wird in der Regel auch durch ein Impingement verursacht. Als Auslöser vermutet man eine überlastungsbedingte Ermüdung und Verhärtung der Schulterblattmuskulatur, wie sie oft nach längerem, stereotypem Üben des Golfschwungs auftritt. Die dadurch bedingten veränderten Bewegungsabläufe sollen eine Einengung der Rotatorenmanschette, speziell der Supraspinatussehne, zwischen Oberarmkopf und Schulterblatthöhe bewirken. Es kommt zu heftigen Schmerzen, besonders wenn der Arm abgespreizt wird. Da solche Bewegungen dann vielfach vermieden werden, kann es rasch zu einer Einsteifung der Schulter kommen. Aber auch die Bizepssehne ist auf Grund der zum Teil extremen Schulterbewegungen bei Golfern hohen Belastungen ausgesetzt. Die Reizung der Sehne kann dazu führen, dass Schmerzen auftreten, wenn das Ellbogengelenk gebeugt bzw. der gestreckte Arm nach vorne geführt wird.

Arthrose und Nervenschäden können die Folge sein

Besonders bei älteren Golfspielern spielen außerdem degenerative Veränderungen im Schultereckgelenk (so genanntes AC-Gelenk), dem Gelenk zwischen Schlüsselbein und Schulterblatthöhe, eine Rolle als Schmerzverursacher. Oft werden sie ausgelöst durch schweres Heben oder Tragen (z. B. des Bags) oder Ziehen (z. B. eines Trolleys). Daher sollte immer auf einen gelenkschonenden Transport der Ausrüstung geachtet werden. Auch das kraftvolle Durchschwingen des Golfschlägers belastet das Schultereckgelenk extrem. Mit Chiropraktik und einer gezielten Spritzenbehandlung durch den Facharzt lassen sich die akuten Beschwerden in der Regel recht gut in den Griff bekommen. Anschließende Krankengymnastik und durchblutungsfördernde Maßnah-

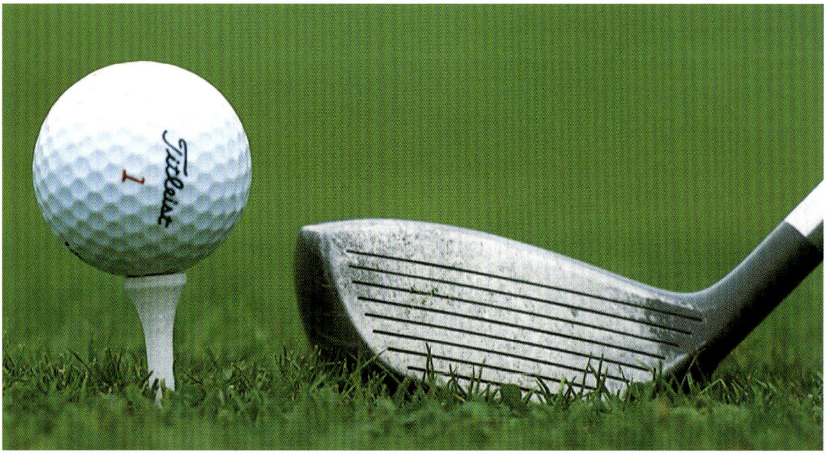

Stereotypes Üben des Golfschwungs führt oft zu überlastungsbedingter Ermüdung und Verhärtung der Schulterblattmuskulatur.

men runden die Behandlung ab.
Bei der so genannten Cross-Body-Action wird der ausgestreckte Arm – wie bei einem heftig ausgeführten Luftschlag – in kraftvollem Schwung vor dem Körper bis zur gegenüberliegenden Schulter geführt. Dabei kann es zu einer Schädigung des Nervs kommen, der den Supraspinatusmuskel versorgt. Diffuse Schmerzen im Schulterblatt, dem Schultereckgelenk und im oberen Oberarm sind die Folge. Wegen der vielfältigen Symptomatik ist eine solche Nervenschädigung differenzialdiagnostisch nur schwer festzustellen und erfordert in der Regel den Spezialisten. Sie kann durch wiederholte Infiltrationen, Krankengymnastik und Elektrotherapie recht gut behandelt werden.

Idealer Sport auch bei Problemen

Bei richtiger Technik und regelmäßigem wohl dosiertem Training ohne falschen Ehrgeiz stellt das Golfen eine verletzungsarme und gelenkschonende Sportart dar, die nicht nur Herz-Kreislauf-Erkrankungen vorbeugen kann. Auch Koordination und Flexibilität werden gefördert; so kann den besonders von älteren Menschen gefürchteten Stürzen entgegengewirkt werden. Bis ins hohe Alter kann dieser Sport in der freien Natur ausgeübt werden. Golf kann auch derjenige spielen, der etwa an Hüfte oder Knien vorerkrankt ist oder einen prothetischen Gelenkersatz trägt. Allerdings sollte man von Zeit zu Zeit seinen Schwung von einem erfahrenen Profi überprüfen lassen, damit fehlerhafte Bewegungsabläufe vermieden werden. Zudem ist eine vorbereitende Gymnastik zur Kräftigung der Schulter- und Rückenmuskulatur – analog zur Skigymnastik – sehr zu empfehlen.

Gesundheitliche Vorteile überwiegen

Fazit: Trotz potentieller Gefährdungen beim Sport überwiegen die gesundheitlichen Vorteile die Risiken bei weitem. Allerdings sind gewisse Spielregeln einzuhalten und bestimmte Grenzen zu beachten. Das gilt sowohl für den Breitensport als auch für den Leistungssport, auch wenn letzterer nicht zu lange und zu intensiv ausgeübt wird. Wenn bereits Kinder zu Höchstleistungen angetrieben werden, geht dies oft auf Kosten der Gesundheit. Deshalb müssen Sportärzte ein wachsames Auge auf mögliche Überforderungen und Überlastungen werfen und manchmal auch den Ehrgeiz von Betreuern und Eltern bremsen.

Kapitel 8

Wie wird man Schulterspezialist?

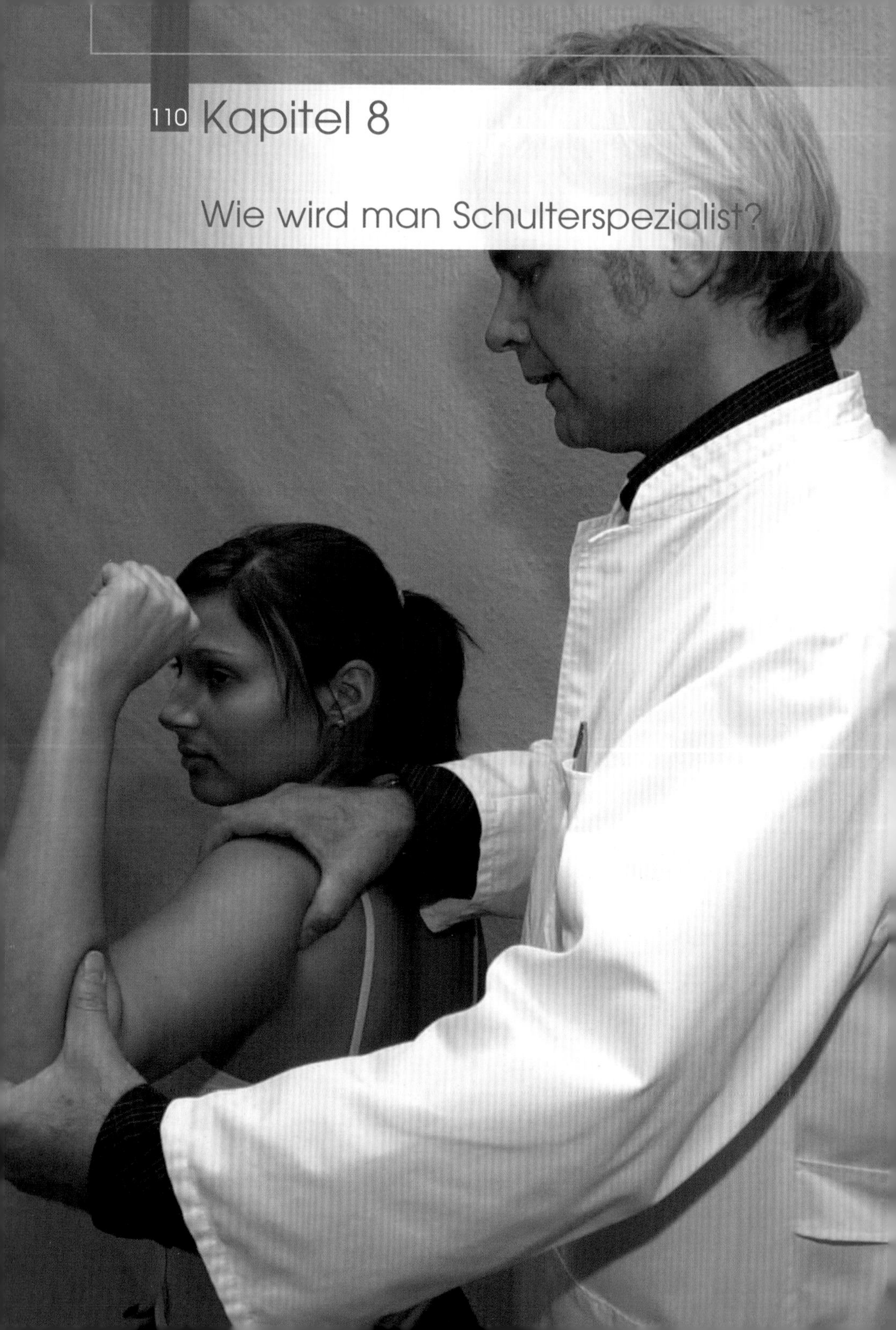

Wie wird man Schulterspezialist?

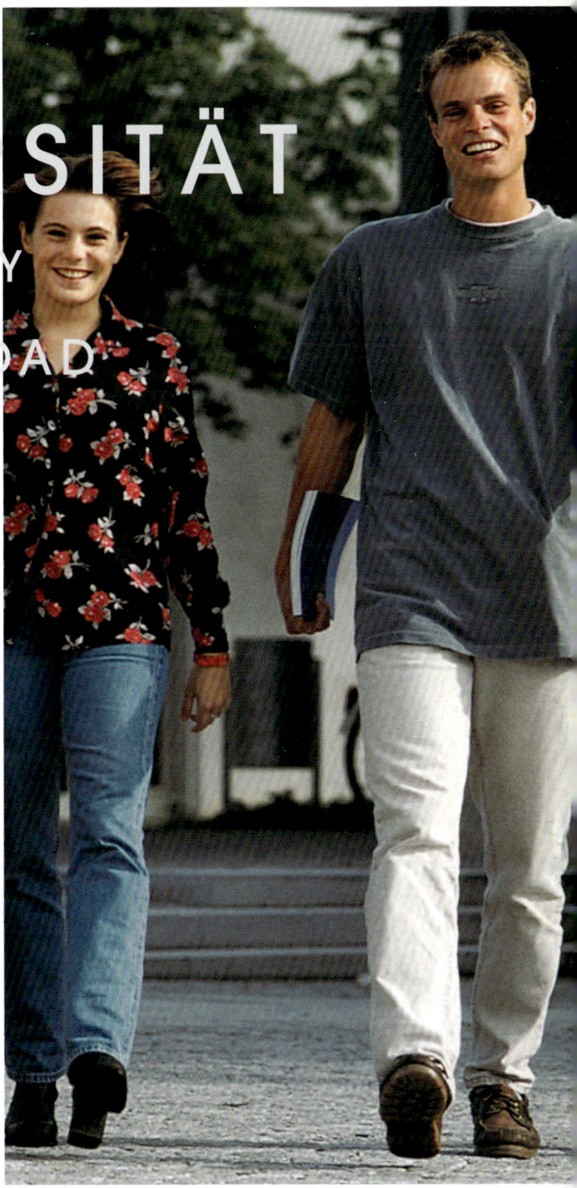

Jemand, der sich mit Fug und Recht Schulterspezialist nennen darf, hat einen langen, oft mühevollen Weg hinter sich. Voraussetzung ist ein abgeschlossenes Medizinstudium und die Anerkennung als Facharzt für Orthopädie.
Die wenigsten jungen Menschen, die sich zu einem Medizinstudium entschließen, haben bereits konkrete Vorstellungen von ihrer späteren beruflichen Tätigkeit. Im Vordergrund steht bei den meisten der Wunsch, anderen zu helfen. Bis es allerdings so weit ist, muss eine lange Durststrecke überwunden

werden. Im internationalen Vergleich ist das Medizinstudium in Deutschland verschult, langweilig und wenig praxisorientiert. Auch die im Frühjahr 2002 vom Deutschen Bundestag beschlossene Änderung der Ausbildungsordnung hat nur wenig an dieser Situation geändert.

Angehende Mediziner müssen sich durch einen Riesenberg von zum Teil völlig veraltetem, theoretischem Stoff „hindurchlernen" und ihr Wissen in Prüfungen durch Ankreuzen („Multiple-Choice-Verfahren") unter Beweis stellen. Eine Methode, die

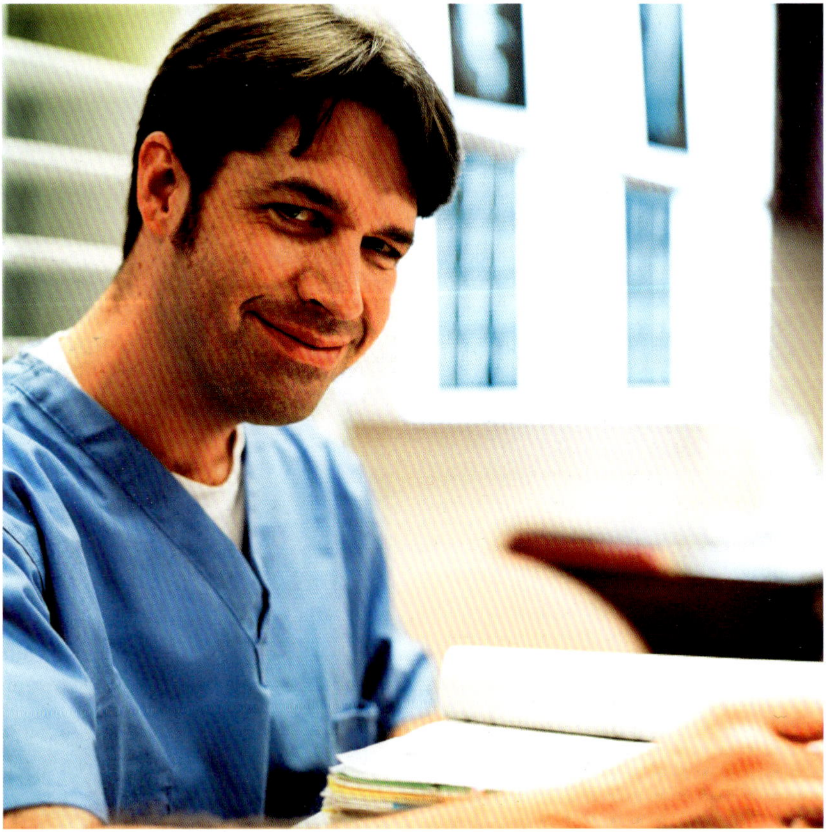

nicht zum Verständnis der Materie führt, sondern Zusammenhänge in abfragbare Untereinheiten zerlegt. Solchermaßen „geschulte“ Ärzte neigen auch später dazu, ihre Patienten nicht als Ganzheit zu betrachten, sondern in einzelne gesondert zu behandelnde Organe aufzuteilen.

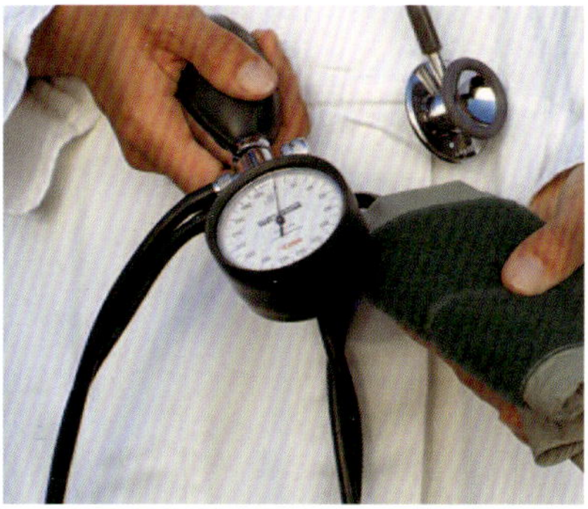

Mindestens sechs Jahre Studium plus sechs Jahre Weiterbildung

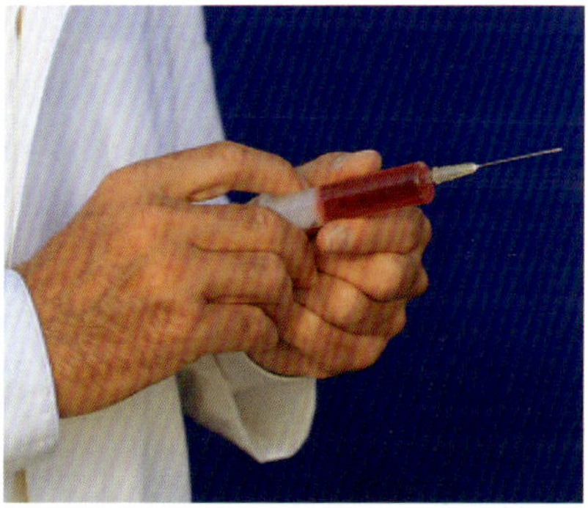

In den ersten vier Semestern des insgesamt sechsjährigen Studiums stehen überwiegend die naturwissenschaftlichen Grundlagen auf dem Lehrplan. Im zweiten Studienabschnitt, nach dem „Physikum“, setzen sich die Studenten mit den klinischen Fächern auseinander. Erst das letzte Ausbildungsjahr, das „Praktische Jahr“, verbringen die angehenden Ärzte in der Praxis, zumeist in speziellen „Akademischen Lehrkrankenhäusern“ und ausgesuchten Praxen. Neben den Pflichtfächern Innere Medizin und Chirurgie können sie ein drittes anderes Fach wählen. Orthopädische Abteilungen gibt es allerdings nicht in allen akademischen Lehrkrankenhäusern.

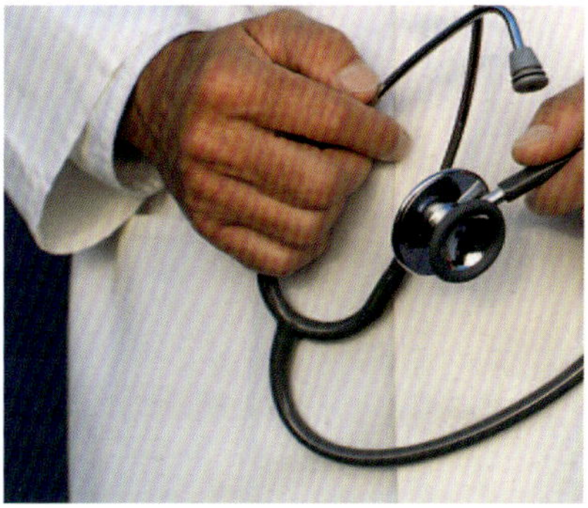

Nach bestandener Abschlussprüfung und erfolgter Approbation als Arzt beginnt in der Regel die Weiterbildung in einer bestimmten Facharztrichtung. Wer sich für die Orthopädie entscheidet, muss bestimmte Voraussetzungen erfüllen. Neben einem guten räumlichen Vorstellungsvermögen und dem Verständnis für biomechanische Zusammenhänge ist eine überdurchschnittliche manuelle Geschicklichkeit unerlässlich. Auch gute körperliche Konstitution und hochgradige Belastbarkeit schaden nicht. Während der sechsjährigen Weiterbildung müssen Kenntnisse und Fähigkeiten aus dem breiten Spektrum konservativer und operativer Orthopädie sowie angrenzender Gebiete wie Radiologie, Anästhesie, Pharmakologie und Labormedizin erworben werden. Manche angehende Orthopäden legen schon in dieser Zeit den Grundstock für eine spätere Spezialisierung und absolvieren ihre Assistenzarztzeit bewusst in spezialisierten Abteilungen. Ausgewiesene Experten für Schultererkrankungen gibt es allerdings noch nicht viele in Deutschland.

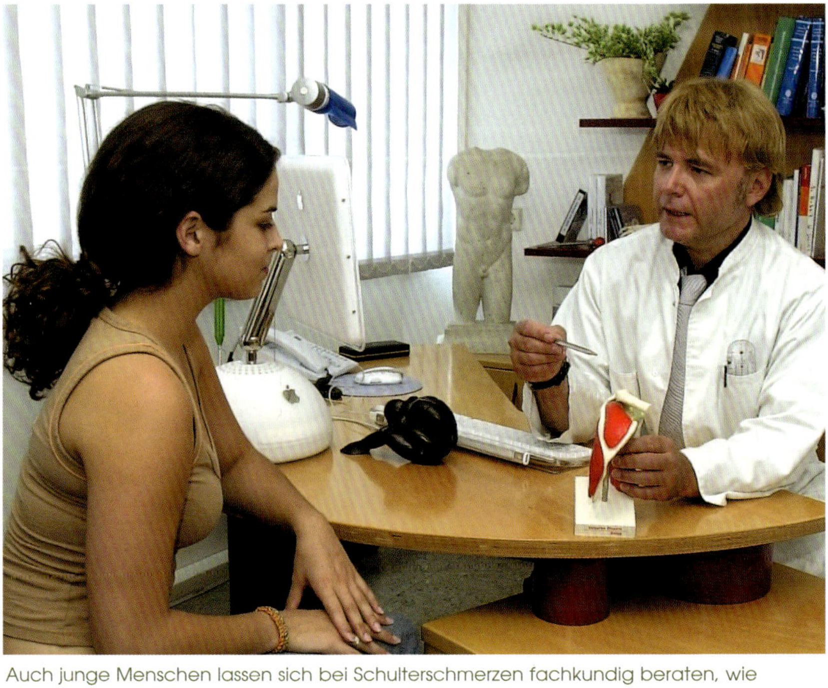

Auch junge Menschen lassen sich bei Schulterschmerzen fachkundig beraten, wie beispielsweise Franzi von 3p.

Als Facharzt in Praxis oder Klinik

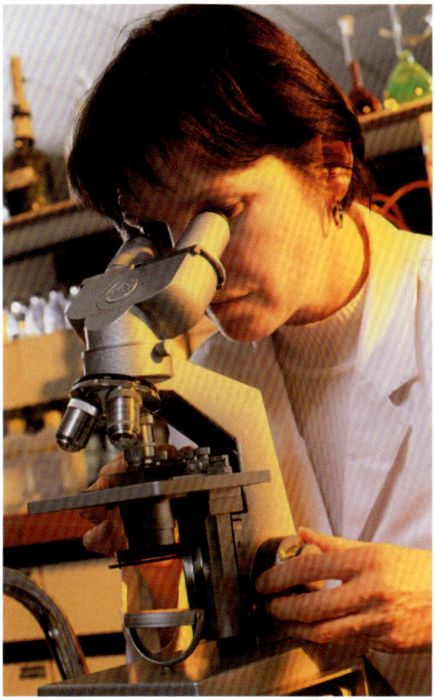

Die Laufbahn von Orthopäden, die sich für die Arbeit in einer Klinik entscheiden, endet in der Regel bei einer Oberarztstelle. Chefarztpositionen sind rar und werden fast nur an Habilitierte vergeben. Diese haben ihre Zeit oftmals in Labors und mit Tierversuchen zugebracht, um ihre wissenschaftliche Reputation zu mehren; bei Patienten und in Operationssälen waren sie hingegen meist seltener zu finden.

Die Anerkennung als Facharzt erlaubt darüber hinaus die Niederlassung in einer kassenärztlichen oder privaten Praxis, um Patienten ambulant zu behandeln. War bis vor wenigen Jahren die ambulante Versorgung praktisch auf eine rein konservative Therapie beschränkt, können heute durch die Möglichkeiten der minimalinvasiven Chirurgie viele operative Eingriffe – auch an der Schulter – ambulant durchgeführt werden. Somit haben auch niedergelassene Orthopäden die Möglichkeit, operativ tätig zu sein und auf ihrem Spezialgebiet nahezu alle therapeutischen Möglichkeiten einzusetzen. Vielfach erfolgt die Zusammenarbeit auch in so genannten Tages- oder Praxiskliniken. Hier konzentrieren sich die Ärzte auf bestimmte Indikationen, wie die Behandlung von Schultererkrankungen. In der Regel sind es Spezialisten, die über viel Erfahrung und eine hohe Operationsfrequenz verfügen.

Um allerdings eine solche Spezialisierung zu erreichen, sind nach Facharztanerkennung und Niederlassung zahlreiche Fortbildungen, Assistenzen bei erfahrenen Kollegen im In- und Ausland und ein intensiver Austausch unter Kollegen bei Kongressen und Seminaren erforderlich. Vor allem muss der Mediziner sehr viele Patienten behandeln, betreuen und deren Vertrauen erwerben.

Kapitel 9

Wie finde ich einen kompetenten Therapeuten?

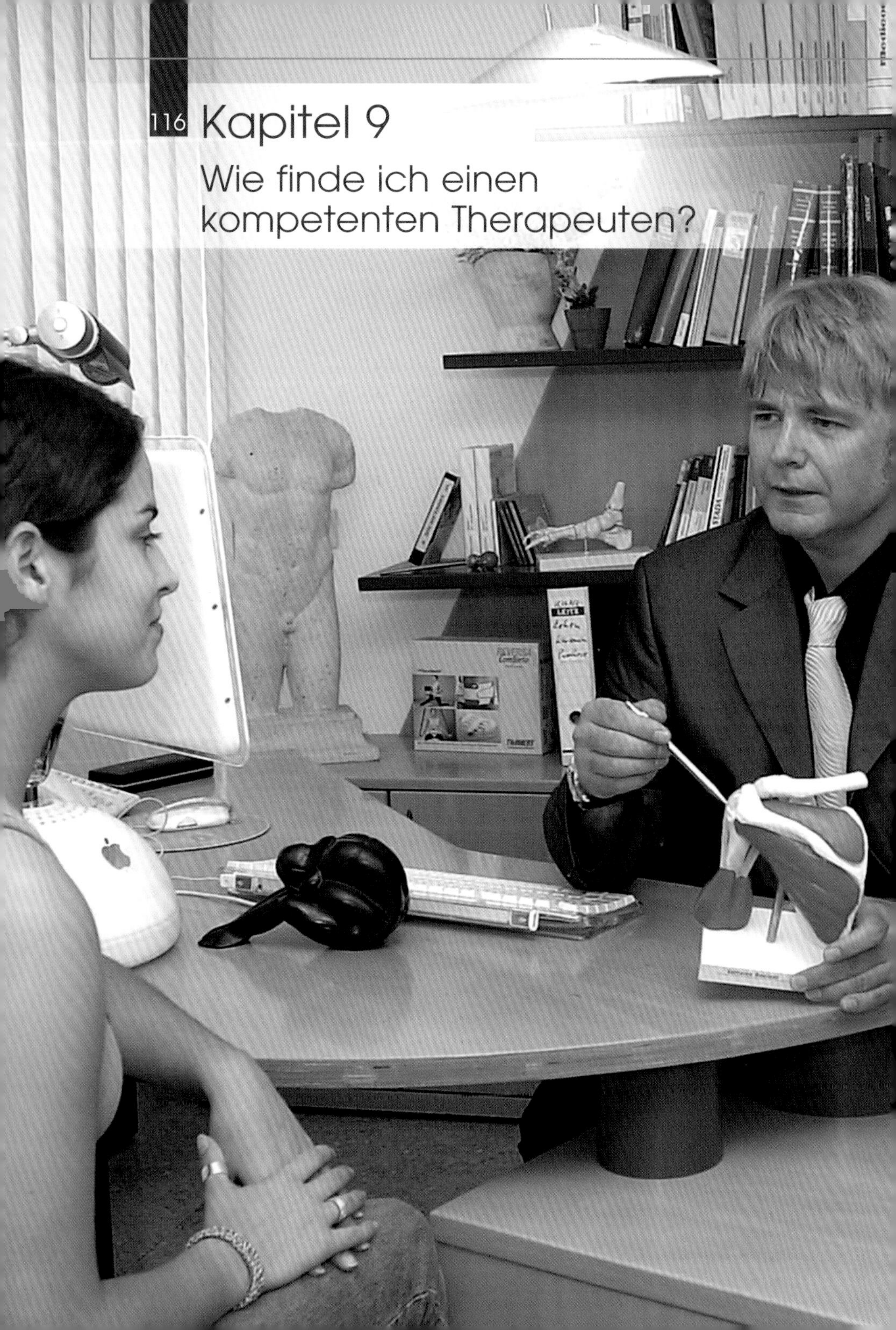

Wie finde ich einen kompetenten Therapeuten?

Wie finde ich einen kompetenten Therapeuten?

Diese Frage wird oft gestellt und zu Recht fühlen sich viele Patienten bei der Wahl des richtigen Arztes allein gelassen. Dies liegt auch daran, dass die Institutionen und Gremien (z. B. die zuständige Ärztekammer), von denen sich der Patient solche Informationen erhofft, ihm bei der Kardinalfrage „Wer ist für mich ein guter Arzt?“ nicht behilflich sein können und dürfen.

Daraus den Vorwurf abzuleiten, in der deutschen Ärzteschaft herrsche eine Vetternwirtschaft nach dem Motto „Eine Krähe hackt der anderen kein Auge aus“ ist allerdings unangebracht. Der Grund liegt vielmehr in dem noch immer geltenden Werbeverbot für bestimmte Kammerberufe: Neben Angehörigen der Heilberufe dürfen auch Rechtsanwälte und Architekten nicht für sich selbst werben – überdies müssen sie dafür sorgen, dass auch Dritte dies nicht für sie tun.

Werbeverbot: Ja oder Nein?

Ob ein solches Werbeverbot heute noch sinnvoll ist, ist gerade in der jüngsten

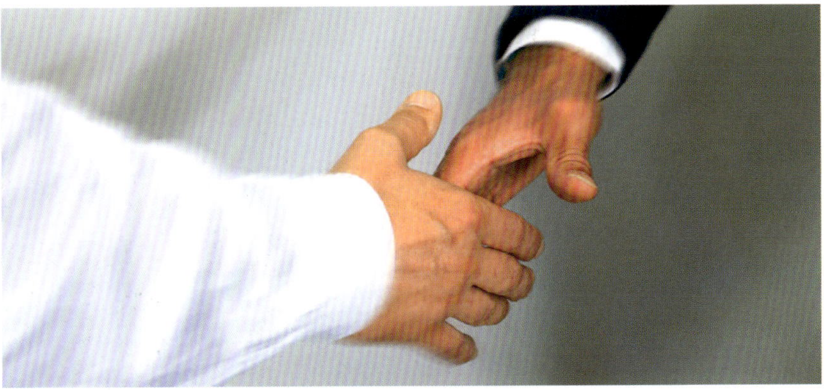

Dr. Wolfgang Kunz (r.) und der Komiker Rolf Miller besprechen gemeinsam die Therapieplanung.

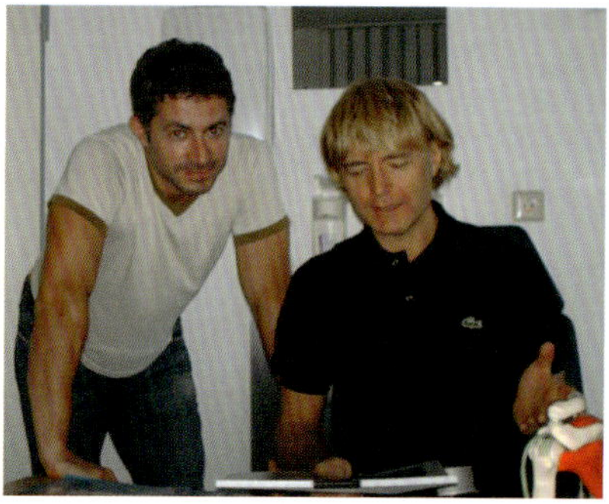

Vergangenheit heftig diskutiert worden. Inzwischen scheint sich die Meinung durchzusetzen, Ärzten in bestimmten Grenzen den Hinweis auf ihre Schwerpunkttätigkeit zu gestatten. Auch wenn mittlerweile die Bestimmungen für ein Werbeverbot etwas gelockert wurden, wird es wohl auch in absehbarer Zeit so bleiben, dass Ärzte ihre Dienstleistungen und Produkte nicht wie andere Gewerbetreibende anbieten und dafür werben dürfen.

Die Besten der Besten

Wie also findet man heraus, welcher Arzt für eine bestimmte Problemstellung der richtige Ansprechpartner ist? Findige Köpfe haben schon vor einigen Jahren dieses Informationsdefizit als Marktlücke entdeckt und jährlich „Ärztelisten“ herausgebracht – übersichtlich geordnet nach Fachgebiet und Region.
Solche Listen können zwar hilfreich sein, um festzustellen, wer sich auf ein Gebiet spezialisiert hat: Letztendlich geben solche Listen aber nur darüber Auskunft, welcher Arzt mit einer bestimmten Behandlung von seinen Kollegen wie oft genannt wird. Da-

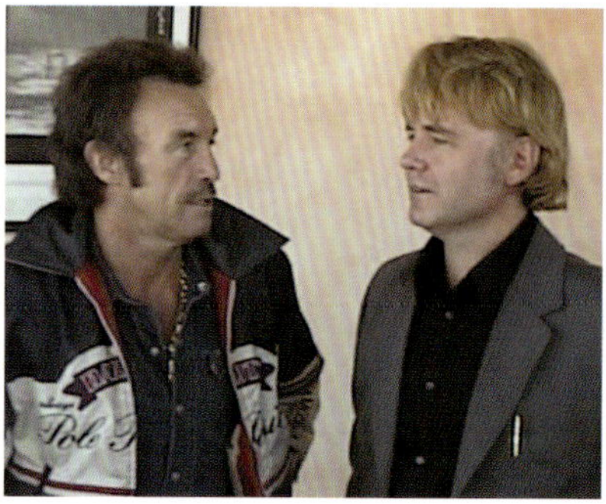

Dr. Wolfgang Kunz (r.) im Beratungsgespräch mit der Boxlegende René Weller

Wichtig sind die drei großen „E"s: Ehrlichkeit, Erfahrung und Ergebnisse

Wenn Sie nach eingehender Recherche den Arzt Ihres Vertrauens gefunden haben, sollten Sie das Schicksal nicht blindlings seinem Lauf überlassen.

Ehrlichkeit:
Ein seriöser Therapeut wird Ihnen bereitwillig Auskunft erteilen, wie es wirklich um seine Erfahrung mit Ihrer Erkrankung bestellt ist. Bitten Sie ihn ruhig um den Namen und die Adresse eines Patienten, den er bereits behandelt hat: Natürlich verbietet ihm seine ärztliche Schweigepflicht zunächst einmal, Ihnen eine solche Auskunft zu erteilen. Er kann jedoch jederzeit diesen Patienten anrufen und ihn fragen, ob es ihm etwas ausmacht, wenn Sie ihn einmal anrufen. Lehnt der Arzt dies grundsätzlich ab, so sollten Sie Ihre Suche an anderer Stelle fortsetzen.

Erfahrung:
Fragen Sie Ihren Arzt, wie oft er im letzten Jahr den bei Ihnen vorgesehenen Eingriff vorgenommen hat. Eine Aussage wie „Ich habe in meinem Leben schon mehr als 100 Schultern operiert" ist dabei nicht besonders sachdienlich, wenn der letzte Eingriff dieser Art Jahre zurückliegt. Als Faustregel bei einem operativ tätigen Orthopäden sollte gelten, dass er einen Standardeingriff wie etwa eine subakromiale Dekompression mindestens 20- bis 30-mal im Jahr durchführt; bei größeren Operationen wie etwa der Repositionierung einer gesprengten Schulter sollte er auch über eine Erfahrung verfügen, die durchschnittlich etwa einem Eingriff pro Monat entspricht.

Ergebnisse:
Sprechen Sie den Arzt auf seine Operationsergebnisse an. Wie hoch ist sein Anteil an Patienten Ihrer Altersgruppe? Wie hoch ist die Infektionsrate unter seinen Patienten? Eine Infektionsrate weit unter der städtischer Krankenhäuser ist bei ambulanten Eingriffen niedergelassener Orthopäden heute die Regel und sollte selbstverständlich sein. Wie hoch ist der Anteil der Patienten, die nachoperiert werden mussten? Auch dies kann ein Indikator für die Qualität des Eingriffs sein, obwohl man fairerweise zugeben muss, dass diese Zahl wesentlich von der Kooperation des Patienten abhängt.

raus wird dann eine medienwirksame Rangfolge erstellt. Daraus die Kompetenz eines Arztes zu erschließen, ist geradezu fahrlässig; denn es hat sich gezeigt, dass dieses Ranking-Verfahren nur zu einer nicht immer gerechtfertigten Überrepräsentation der Universitätskliniken und ihrer Mitarbeiter führt. Das ist nicht verwunderlich, da die dort tätigen Dozenten ihre Behandlungsergebnisse und Studien in der Regel erheblich häufiger publizieren als ihre Kollegen, die „nur" als niedergelassene Ärzte in eigener Praxis tätig sind. Daher verfügen sie möglicherweise über genauso viel oder noch mehr Erfahrung in der Behandlung bestimmter Erkrankungen wie die Uni-Doktoren. Zugespitzt: Ein in einem ländlichen Gebiet niedergelassener Arzt mit großem Einzugsgebiet operiert unter Umständen häufiger ein Impingement-Syndrom als sein Kollege von der Universität, der dafür aber regelmäßig in einschlägigen Fachzeitschriften referiert und dadurch von der Öffentlichkeit (besonders aber von seinen Kollegen) stärker wahrgenommen und mit dem entsprechenden Thema in Verbindung gebracht wird.

Eigeninitiative gefordert

Umso wichtiger ist es für den Patienten, Eigeninitiative zu entwickeln und alle anderen ihm zur Verfügung stehenden Informationsquellen auszuschöpfen, um den geeigneten Therapeuten herauszufinden. Dies gilt besonders dann, wenn eine Operation ansteht. Was könnten solche Informationsquellen sein? Zunächst einmal Mundpropaganda: Fast immer findet man im näheren Freundes- oder Bekanntenkreis jemanden, der schon einmal mit einem ähnlichen Problem einen Arzt gesucht hat. Wie ist es diesem Patienten ergangen? Ist er noch zufrieden mit dem Ergebnis oder hat er sich danach nochmals bei jemand anderem in Behandlung begeben müssen? Wie weit liegt die Behandlung zurück? Besonders in der Orthopädie ändern sich die Methoden rasend schnell. Deshalb ist ein gutes Langzeitergebnis eine der besten Visitenkarten, die ein Arzt vorweisen kann.

Internet-Recherche

Das Internet eröffnet für die Arztsuche ungeahnte Möglichkeiten: Hier findet man nicht nur die Homepages von zahlreichen Fachärzten, sondern auch von Selbsthilfegruppen und moderierten Patientenforen zu beinahe jedem medizinischen Thema. Allerdings ist Vorsicht geboten: Die „Selbstdarsteller" muss man von den tatsächlich Hilfe Suchenden und Anbietenden trennen; zumindest kommt man aber so mit anderen Patienten in Kontakt, welche in der Regel gern Auskunft erteilen. Darüber hinaus lässt sich mit wenigen Mausklicks schnell die Frage beantworten, ob ein bestimmter Arzt oder eine Behandlungsmethode bereits „ins Gerede“ gekommen sind: Suchmaschinen wie „paperball.de“ durchforsten blitzschnell den Dschungel der deutschsprachigen Tagespresse und fördern jede noch so kleine Notiz zutage.

Ein „schneller“ OP-Termin ist keine Qualitätsaussage – im Gegenteil!

Viele Patienten sind überglücklich, wenn sie von heute auf morgen einen Operationstermin bei „ihrem“ Arzt bekommen. Wenn Sie eine lange freundschaftliche Beziehung zu Ihrem Arzt hegen oder aber einen mit dem Arzt befreundeten Fürsprecher haben, so ist dagegen nichts einzuwenden. Schätzen Sie sich glücklich. Wenn dies nicht der Fall ist, könnte das ein Zeichen dafür sein, dass Ihr Arzt (zu) selten operiert und froh um jeden Patienten ist, an dem er seine Fertigkeiten trainieren kann. Schulterverletzungen gehören heute zu den häufigsten orthopädischen Erkrankungen. Bei einem renommierten Arzt, dem sich viele Patienten anvertrauen, sollten Sie daher einkalkulieren, dass Sie ohne „Beziehungen“ mindestens sechs bis acht Wochen auf einen OP-Termin warten müssen.

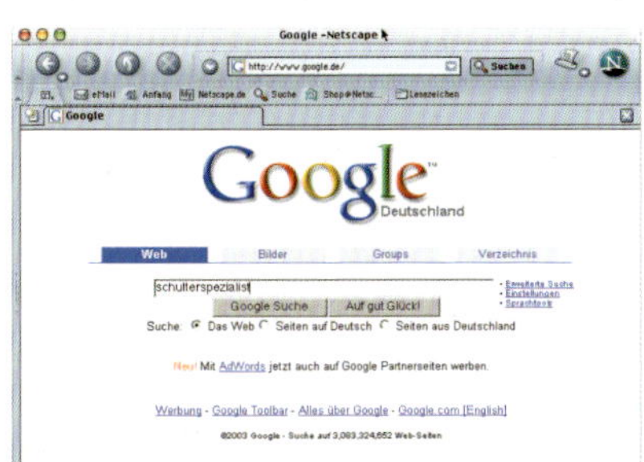

Auch das Internet bietet heutzutage eine riesige Menge an Informationen, die den Patienten bei der Arztwahl weiterhelfen können.

Glossar

A

AC-Gelenk	Gelenk zwischen Acromion (Schulterblatthöhe) und Schlüsselbein (Clavicula), auch als äußeres Schlüsselbeingelenk oder Schultereckgelenk bezeichnet
Acromion	Schulterblatthöhe, oberes Ende der Schulterblattgräte (Spina skapularis), knöcherner Teil des Schulterdachs
Anästhesie	Ausschaltung der Schmerzempfindung, z. B. durch Narkose oder örtlich wirkende schmerzhemmende Medikamente
Anamnese	Krankengeschichte
Antiphlogistika	entzündungshemmende Medikamente
Antirheumatika	Medikamente gegen rheumatische Erkrankungen, siehe auch: NSAR
Arthrose	degenerativ (meist durch Verschleiß oder Fehlbelastungen) bedingte Veränderung des Gelenkknorpels, die zu einer Zerstörung des ganzen Gelenks führen kann
Arthroskopie	Gelenkspiegelung mittels kleinster optischer Geräte
atraumatisch	ohne eine Verletzung zu setzen
Atrophie	Schwund, meist durch mangelnde Versorgung oder unzureichendes Training bedingte Organrückbildung, z. B. bei Muskeln

B

Bizeps	zweiköpfiger Oberarmmuskel; die lange Sehne zieht durch das Schultergelenk und setzt oberhalb der Pfannenlippe an, stabilisiert das Schultergelenk

Bursa	Schleimbeutel
Bursitis	Schleimbeutelentzündung

C

Clavicula	Schlüsselbein
Computertomogramm	Bilder einer Computertomographie
Computertomographie	Diagnoseverfahren mit Röntgenstrahlen, die aber keinen Film schwärzen, sondern deren Strahlengang im Gewebe per Computer berechnet wird. Hierdurch werden Bilder höherer Auflösung als bei konventionellen Röntgenaufnahmen ermöglicht sowie die Darstellung in verschiedenen Schichten.
Coracoid	Rabenschnabelfortsatz des Schulterblattes
Cox-2-Hemmer	Entzündungs- und schmerzhemmende Medikamente, die gezielt die Cyclooxigenase 2 (Cox-2) – ein Enzym, das bei Entzündungen eine wichtige Rolle spielt – in ihrer Wirkung hemmen
CT	siehe: Computertomogramm bzw. Computertomographie

D

Deltamuskel	Großer Muskel, der vom Schlüsselbein, der Schulterblatthöhe und der Schulterblattgräte zum Oberarm zieht. Er konturiert die Schulterwölbung und ist wichtigster Abspreizer des Schultergelenks.

Glossar

Degeneration	Verfall
Dekompression	Druckentlastung; siehe auch: subacromiale Dekompression

F

Fraktur	Knochenbruch

H

habituell	gewohnheitsmäßig, öfter auftretend

I

Impingement	Schulterengesyndrom
Inspektion	In-Augenschein-Nehmen, optische Beurteilung

K

Kernspin-tomographie	diagnostisches Verfahren, bei dem die Reaktion des Gewebes auf ein von außen angelegtes starkes Magnetfeld gemessen wird; besonders zur Darstellung von Weichteilgewebe (z. B. Sehnen, Bänder usw.) geeignet; auch als Magnetresonanztomographie (MRT) bezeichnet
Kompression	Quetschung, Zusammenpressung

L

Labrum glenoidale	knorpelige Pfannenlippe, die die Gelenkfläche der Gelenkpfanne in der Schulter vergrößert. In den oberen Rand strahlt die lange Sehne des Bizepsmuskels ein.
Läsion	Verletzung, Schädigung
Luxation	Verrenkung

M

MRT — Magnetresonanztomographie; siehe: Kernspintomographie

N

NSAR — nicht steroidale Antirheumatika; verschiedene Medikamente mit entzündungshemmender Wirkung, aber kein Kortison (Steroid)

O

Osteoporose — krankhafte Verminderung der Knochendichte

P

Palpation — Untersuchung durch Betasten

Physiotherapie — Behandlung von Krankheiten mit „natürlichen“ Mitteln wie z. B. Wasser, Wärme, Licht, Luft, Massage oder Krankengymnastik

R

Radio-synorviothese — Injektion von Substanzen mit geringer Radioaktivität in ein Gelenk, um die chronisch entzündlich veränderte Gelenkschleimhaut zu zerstören

Regional-anästhesie — Ausschaltung der Schmerzempfindung in einem größeren Bereich, z.B. Arm oder Bein

reponieren — wieder einrenken

Rotatoren-manschette — Sie bildet das Dach des Schultergelenks und besteht aus vier vom Schulterblatt zum Oberarm ziehenden Muskeln und deren Sehnen: Musculus supraspinatus, M. infraspinatus, M. subscapularis und M. teres minor. Diese bewirken im Zusammenspiel die Anhebung und Drehung des Armes.

S

Schultereck-gelenk	siehe: AC-Gelenk
Shaver	motorgetriebenes Instrument (eine Art kleiner Fräse), mit der z. B. Knochenvorsprünge, Knorpelanteile oder entzündete Schleimbeutel bei einer Gelenkspiegelung entfernt werden können
Shrinking	Schrumpfen von Bindegewebe, z.B. in einer Gelenkkapsel, meist durch elektrische Energie oder Laserenergie
Skapula	Schulterblatt
SLAP-Läsion	Superiores Labrum Anterior to Posterior (= Obere Pfannenlippe von vorne nach hinten); d. h. Verletzungen der oberen Pfannenlippe im Bereich des Ansatzes der langen Bizepssehne
Sonographie	Untersuchungsmethode mittels Ultraschallwellen
Spina skapularis	Schulterblattgräte
Stenose	Einengung, Verengung
subacromiale Dekompression	meist im Rahmen einer Gelenkspiegelung erfolgende operative Erweiterung des Raumes unter dem Schulterdach
Subacromial-raum	Raum unter dem Schulterdach
Subluxation	nicht vollständige Verrenkung

Supraspinatus	Muskel, der am Schulterblatt entspringt und unterhalb des Acromion (Schulterblatthöhe) zum Oberarm zieht; Teil der Rotatorenmanschette
Synovektomie	Entfernung der (entzündlich veränderten) Gelenkschleimhaut
Synovialis	Gelenkschleimhaut
Synovitis	Entzündung der Gelenkschleimhaut
Szintigraphie	Untersuchungsmethode, bei der die Anreicherung und Strahlung bestimmter kurzlebiger radioaktiver Substanzen im Körper gemessen wird. Diese Radionuklide können über den Magen-Darm-Trakt oder als Spritze zugeführt werden. Das entstehende Bild nennt man Szintigramm.

T

Tendinosis calcarea	Kalkeinlagerung in eine Sehne, die zu einer Entzündung führt
Thermo-koagulation	Verödung von Gewebe durch Hitze, elektrische Energie oder Laserstrahlen
Thorax	Brustkorb
Trigger	bestimmte Punkte, die auf Druck Schmerz auslösen

Impressum

Autor:
Dr. Wolfgang Kunz
E-Mail: wosin.kunz@t-online.de
Tel.: 0172 - 926 59 93

Redaktion:
Sigrid Eberle
Arne Wondracek

Lektorat:
Irene Hofbauer

Grafik:
Sabrina Schünemann
Guido Göbbels

Druck:
FIWA Verlag GmbH

Lothringer Str. 85
D-50677 Köln
Tel.: 0221 – 9 40 82-0
Fax: 0221 – 9 40 82-11
E-Mail: info@orthopress.de

2. Auflage 2007
ISBN 3-9808175-1-2